Chancelier CIRIMWAMI

O estrangulamento na reorganização do sector farmacêutico

Chancelier CIRIMWAMI

O estrangulamento na reorganização do sector farmacêutico

Uma abordagem que exige o envolvimento, a apropriação e a reparação por parte das autoridades políticas e administrativas

ScienciaScripts

Imprint
Any brand names and product names mentioned in this book are subject to trademark, brand or patent protection and are trademarks or registered trademarks of their respective holders. The use of brand names, product names, common names, trade names, product descriptions etc. even without a particular marking in this work is in no way to be construed to mean that such names may be regarded as unrestricted in respect of trademark and brand protection legislation and could thus be used by anyone.

Cover image: www.ingimage.com

This book is a translation from the original published under ISBN 978-620-6-70867-4.

Publisher:
Sciencia Scripts
is a trademark of
Dodo Books Indian Ocean Ltd. and OmniScriptum S.R.L publishing group

120 High Road, East Finchley, London, N2 9ED, United Kingdom
Str. Armeneasca 28/1, office 1, Chisinau MD-2012, Republic of Moldova, Europe
Printed at: see last page
ISBN: 978-620-8-12098-6

ÍNDICE DE CONTEÚDOS

EPIGRÁFICO

Segundo Fayol, gerir "significa planear, organizar, controlar, coordenar e comandar".

AGRADECIMENTOS

Não podemos reivindicar a propriedade exclusiva deste trabalho, embora a maior parte dele seja da nossa autoria. Damos graças a DEUS, nosso criador, e gostaríamos de aproveitar esta oportunidade para expressar a nossa gratidão a todos aqueles que contribuíram para este estudo, pelo seu empenho e disponibilidade em todas as fases.

Esta investigação não teria sido tão bem sucedida, nem tão completa, sem a contribuição experimental dos vários participantes e, respetivamente, do diretor da minha tese, o Professor Emérito Bernard Gangloff e a co-diretora Anne Marie Costalat Founeau e pelos conselhos judiciosos do falecido Professor Christian MUGISHO KATENGURA e do falecido Professor Daniel KAISHUSHA MBONYI.

Gostaríamos de expressar os nossos agradecimentos a todas estas pessoas e a todos aqueles que contribuíram para a redação deste trabalho.

ACRÓNIMOS

ANSM	Agência Nacional Francesa para a Segurança dos Medicamentos
BCZS	Gabinete Central da Zona de Saúde
CDR	Centro Regional de Distribuição de Medicamentos
CMM	Consumo médio mensal
TC	Chefe de obras
DC	: Prazos de encomenda
ICD	Denominação Comum Internacional
DL	: Prazos de entrega
DPM	Departamento de Farmácia e Medicamentos
ECZS	Equipa de gestão da zona de saúde
FOSA	: Formação no domínio da saúde
SIG	Gestão de instituições de saúde
HGR	Hospital geral de referência
LNME	Lista Nacional de Medicamentos Essenciais
MAD	Mês de fornecimento disponível
MCZS	Diretor Médico da Zona de Saúde
MNU	Medicamentos não utilizados
OMS	Organização Mundial de Saúde
ONG	Organização Não-Governamental
ONU	Nações Unidas
PNAM	Programa Nacional de Abastecimento de Drogas

PNUD	Programa das Nações Unidas para o Desenvolvimento
SD	Stock disponível
SNAM	Sistema Nacional de Abastecimento
SRSS	: Sistema de reforço dos cuidados de saúde
SSP	: Cuidados de saúde primários
UE	União Europeia
ULGL	Universidade Livre dos Grands Lacs
ZS	Zona de saúde
$	: Dólares
€	: Euro

RESUMO

Tendo em conta a situação preocupante em matéria de resistência aos medicamentos antibacterianos, foi realizado um estudo nas farmácias não abertas ao público da cidade de Bukavu, a fim de identificar os factores que contribuem para o aparecimento da resistência.

O objetivo do nosso estudo é descrever e analisar a gestão dos medicamentos e dos consumíveis médicos nas farmácias abertas ao público da zona sanitária de Ibanda, a fim de determinar os factores que têm um impacto negativo sobre a prestação de cuidados e de serviços nestes estabelecimentos e propor recomendações.

No âmbito da política nacional de melhoria da eficácia e da viabilidade das unidades sanitárias, estão a ser envidados vários esforços, mas os resultados continuam a ser díspares, como é o caso dos dispensários farmacêuticos abertos ao público na zona sanitária de Ibanda, que se caracterizam por uma fraca prestação de serviços de saúde nestas unidades. A análise documental, a observação e as entrevistas com os prestadores de serviços farmacêuticos foram utilizadas para determinar a eficácia e a viabilidade, e para descrever o processo de gestão dos medicamentos e dos consumíveis médicos nas farmácias abertas ao público.

As nossas análises mostram que, nos dispensários farmacêuticos abertos ao público na zona sanitária de Ibanda, há pessoas diretamente envolvidas na gestão dos medicamentos e dos consumíveis médicos no interior da zona:

- *A maioria dos inquiridos eram mulheres, que trabalhavam mais em farmácias farmacêuticas, tinham idades compreendidas entre os 25 e os 49 anos, com uma idade média de 27 anos, e a maioria tinha um diploma universitário;*
- *A maioria dos prestadores de serviços farmacêuticos tem uma baixa proporção de licenciados em ciências farmacêuticas e a maioria dos nossos inquiridos está na profissão há um ano, com um mínimo de um mês e um máximo de 10 anos.*
- *Os documentos de que dispõe a maioria dos prestadores de serviços farmacêuticos não são suficientemente completos para garantir a viabilidade da estrutura, e alguns obtêm as suas autorizações de funcionamento do IPS, da DPS e das confissões religiosas, quando, de acordo com os regulamentos, deveriam estar todos sob a alçada do IPS.*
- *Todas as farmácias obtêm os seus medicamentos e consumíveis médicos junto dos grossistas farmacêuticos, embora a maioria não disponha de um manual de gestão de medicamentos e consumíveis.*

Palavras-chave: Gestão, Medicamentos e consumíveis médicos.

RESUMO

Perante a situação bastante preocupante da resistência aos antibacterianos, foi realizado um estudo sobre as farmácias anarquicamente abertas ao público na cidade de Bukavu e arredores, com o objetivo de identificar os factores que contribuem para o aparecimento de resistências nas mesmas...

A nossa proposta de estudo baseou-se na descrição e análise do consumo de medicamentos e sua gestão nas farmácias públicas da zona sanitária de Ibanda para determinar os factores que influenciam negativamente o tratamento e os serviços na estrutura de saúde e sugerir recomendações para erradicar esse problema.

No âmbito da política nacional que visa a melhoria eficiente e a acessibilidade das estruturas sanitárias, muitos esforços foram conjugados mas os resultados permanecem complexos. O caso das farmácias públicas da zona sanitária de Ibande que dispõe de serviços de cuidados de saúde com estruturas sanitárias. A análise documental, a observação e a auscultação dos funcionários das farmácias permitiram e determinaram a eficácia e a validade de descrever o processo de gestão dos medicamentos e dos medicamentos consumíveis a céu aberto na zona sanitária de Ibanda, as pessoas implicadas diretamente na gestão dos medicamentos e o seu consumo no seio das estruturas sanitárias, nomeadamente:

- ✓ *A maioria dos agentes que trabalham nas farmácias públicas são mulheres assistentes de farmácia na casa dos vinte, trinta e quarenta anos, mas a maior parte delas tem vinte e poucos anos e ainda é estudante;*
- ✓ *Todos os assistentes das farmácias parecem ter menos conhecimentos em ciências médicas, especialmente em farmácia, mas o que os preocupa é a experiência que têm nesse trabalho, cerca de 10 anos para alguns deles;*
- ✓ *Alguns dos assistentes de farmácia utilizam documentos que não só estão actualizados como também não estão completos para o acesso à estrutura e alguns encontram as licenças funcionais do ISP, DPS, confissões religiosas, ... enquanto que, no que diz respeito aos regulamentos, todas as licenças devem decorrer do ISP;*
- ✓ *As farmácias, na sua totalidade, estão imbuídas na utilização de*

medicamentos e no consumo de produtos medicinais dentro das instituições (casas) vendidas, embora, em pormenor, o assistente nunca disponha de livros de gestão e consumo de medicamentos.

Palavras-chave: Gestão, Medicamentos e medicamentos de consumo.

0.1. QUESTÕES

A quimioterapia antimicrobiana no século XX representou um grande passo em frente na patologia infecciosa. Revolucionou o tratamento médico ao derrotar doenças que contribuíam para grande sofrimento, incapacidade e morte. Ao longo do tempo, foram produzidos e disponibilizados ao mundo antimicrobianos mais potentes para um melhor tratamento. No entanto, muitos agentes patogénicos estão a desenvolver cada vez mais resistência aos antimicrobianos, tornando impossível um tratamento eficaz. Quando isto acontece, as epidemias podem resultar numa elevada morbilidade e mortalidade. A resistência antimicrobiana contribuiu em grande medida para o aumento da morbilidade e da mortalidade devidas a doenças infecciosas e parasitárias ao longo do último meio século. A resistência antimicrobiana está, por conseguinte, a tornar-se um importante problema de saúde pública.

Ao longo do último meio século, a utilização de agentes antimicrobianos contribuiu de forma significativa para a redução da morbilidade e da mortalidade por doenças infecciosas e parasitárias. No entanto, estes resultados são cada vez mais comprometidos pelo problema da resistência a estes medicamentos, que está a aumentar rapidamente. As doenças infecciosas e parasitárias, tais como a tuberculose, as infecções sexualmente transmissíveis, as infecções respiratórias agudas, a malária, a disenteria e o VIH/SIDA, tornaram-se cada vez mais difíceis e dispendiosas de tratar, o que resulta num encargo muito pesado, especialmente nos países em desenvolvimento, onde os recursos são muito limitados face às elevadas taxas de infeção. O aumento dos custos das infecções resistentes está a comprometer seriamente os esforços de prevenção, controlo e tratamento das doenças infecciosas e parasitárias em todo o mundo e a pôr em risco os benefícios dos investimentos nos cuidados de saúde.

A resistência aos medicamentos surgiu em todas as categorias de agentes patogénicos: vírus, fungos, parasitas e bactérias. Os principais agentes patogénicos que se tornaram resistentes aos antimicrobianos incluem :

- Bactérias que causam várias infecções, tais como estafilococos, enterococos e E. Coli;
- Agentes que causam infecções respiratórias, como a pneumonia por estreptococos, a tuberculose e a gripe;

- Agentes patogénicos de origem alimentar, como a Salmonella e a Amylobacter;
- Microrganismos sexualmente transmissíveis, como a Neisseria gonorrhoeae ;
- Cândida e outras infecções fúngicas ;
- Parasitas, como o Plasmodium falciparum, o agente da malária;
- Vírus da Imunodeficiência Humana (VIH), o agente da SIDA. Os factores que contribuem para a aceleração da resistência incluem a ineficácia da cloroquina como antimalárico primário, a tuberculose multirresistente (MDR-TB) e a tuberculose extensivamente resistente (XDR-TB), várias doenças diarreicas e infecções respiratórias agudas resistentes aos antibióticos, o VIH/SIDA e o Staphylococcus aureus resistente à meticilina (MRSA). Foram observados numerosos mecanismos complexos de resistência aos agentes antifúngicos e a resistência a o s agentes antibacterianos está gradualmente a ganhar terreno, como no caso do :

1. A penicilina perdeu grande parte da sua eficácia contra a pneumonia, a meningite e a gonorreia em muitos países. Nos Estados Unidos, 80% dos isolamentos de Staphylococcus aureus são resistentes à penicilina e 32% são resistentes à penicilina;
2. As infecções por Salmonella multirresistentes são atualmente um importante problema de saúde pública na Ásia;
3. A resistência da Shigella à ampicilina, à tetraciclina, ao cotrimoxazol e ao cloranfenicol está generalizada em África, apesar de estes medicamentos ainda serem utilizados no tratamento de primeira linha da disenteria em muitos locais. A introdução do ácido nalidíxico foi seguida pelo aparecimento de resistência na Shigella ;
4. O aparecimento e a propagação da resistência da Salmonella dysenteriae tipo 1 ao cotrimoxazol, à ampicilina, à tetraciclina, ao cloranfenicol e, cada vez mais, ao ácido nalidíxico nos últimos vinte anos significa que estes antibacterianos baratos e amplamente disponíveis já não podem ser utilizados empiricamente;
5. A resistência à penicilina e à eritromicina é um problema emergente nas infecções por Streptococcus pneumoniae adquiridas na comunidade na Ásia, no México, na Argentina e no Brasil, bem como em partes do Quénia e do Uganda;
6. A propagação da resistência na Neisseria gonorrhoeae significou que a

penicilina e a tetraciclina tiveram de ser substituídas por medicamentos de segunda linha mais dispendiosos, aos quais a resistência se desenvolveu rapidamente. Nas Caraíbas e na América do Sul, verificou-se que a resistência à azitromicina era de 72% em muitos isolamentos de vários locais, o que levou a recomendações no sentido de substituir este medicamento por ceftriaxona, espectinomicina ou quinolonas. O custo elevado de outras opções, como as cefalosporinas de terceira geração, torna a sua utilização proibitiva em muitos países em desenvolvimento;

7. A resistência da cólera aos antibacterianos é cada vez mais comum nos países em desenvolvimento, com até 90% dos isolamentos de Vibrio cholerae resistentes a pelo menos um antimicrobiano.

A resistência antibacteriana tem um impacto negativo não só no ganho terapêutico: também aumenta a morbilidade e a portabilidade nos doentes que sofrem de uma vasta gama de doenças. O período de infecciosidade é prolongado, o que resulta num risco acrescido de transmissão de microrganismos resistentes. Por exemplo, um estudo sobre a tuberculose ultra-resistente efectuado na África do Sul em 2006 mostrou que 52 dos 53 casos identificados morreram da doença. Estes doentes com tuberculose resistente eram quase de certeza capazes de transmitir a doença a outra pessoa.

Em segundo lugar, em termos económicos: o custo da resistência antimicrobiana para os indivíduos e para a sociedade é enorme.

Por exemplo, o tratamento da tuberculose multi-resistente custa cerca de 300 vezes mais do que o tratamento da tuberculose não resistente. O custo de uma infeção por MRSA é três vezes superior ao das infecções estafilocócicas sensíveis à penicilina.

A utilização de antimicrobianos de segunda linha para tratar infecções resistentes não só é mais dispendiosa, como também pode levar a um aumento da incidência de ressecções indesejadas.

Existem vários mecanismos que explicam a ocorrência de resistência, nomeadamente no caso da malária; a resistência do tipo cromossómico, a transmissão do tipo planemídeo, que são mutações que provocam uma modificação bioquímica que vai perturbar a ação do fármaco (quer por perda de assertividade dos receptores, quer por modificação do transporte do fármaco e modificações enzimáticas que alteram a atividade metabólica), enquanto que nas bactérias são geralmente relatadas mutações, transferência genérica por transformação, conjugação, transdução ou conversão lisogénica.

No entanto, deve acrescentar-se que muitos factores contribuem para a resistência, incluindo a prescrição inadequada por parte dos prestadores de cuidados de saúde e a automedicação inadequada por parte dos doentes; a fraca adesão ao tratamento é também um fator importante que contribui para a resistência aos medicamentos. Além disso, o acesso limitado aos cuidados de saúde, a falta de regulamentação relativa à disponibilidade de agentes antimicrobianos, os produtos de baixa qualidade, contrafeitos ou de qualidade inferior, as más condições de armazenamento e o controlo inadequado das infecções nas unidades de saúde são factores do sistema de saúde que contribuem para o aparecimento e a propagação da resistência.

O inventário do sector farmacêutico realizado em 2019 mostrou que das 365 unidades de saúde que actuam como GRH que foram inquiridas, apenas 55, ou seja, 15%, tinham todos os medicamentos marcadores selecionados no momento do inquérito. A disponibilidade de medicamentos é muito limitada na maioria das unidades sanitárias do nosso país em geral, e na província do Kivu Sul em particular. As farmácias abertas ao público são a alternativa para a disponibilidade de medicamentos. A sua abertura sem controlo pode comprometer a qualidade dos medicamentos fornecidos à população.

Realizámos um estudo sobre as farmácias não abertas ao público na cidade de Bukavu, em particular na zona sanitária de Ibanda, para identificar os factores que contribuem para o aparecimento de resistência antibacteriana.

Os medicamentos são definidos como qualquer substância ou associação de substâncias apresentada como possuindo propriedades curativas ou preventivas relativas a doenças humanas ou animais, ou qualquer substância ou associação de substâncias que possa ser utilizada no homem ou nos animais ou que lhes possa ser administrada com vista a estabelecer um diagnóstico médico ou a restaurar, corrigir ou modificar as suas funções fisiológicas através de uma ação farmacológica, imunológica ou metabólica. As pessoas devem esperar receber produtos de saúde seguros e de qualidade, corretamente distribuídos e a um preço acessível. A saúde é um direito humano fundamental, e o acesso aos cuidados de saúde, que inclui o acesso a medicamentos essenciais, é uma condição indispensável para o gozo deste direito. O acesso a produtos de saúde, quer para prevenir infecções quer para tratar doenças, não deve ser um negócio arriscado (Frédéric D, P1, 2022).

Quase dois mil milhões de pessoas, um terço da população mundial, não têm acesso regular a medicamentos essenciais. Em alguns países de baixo rendimento em África e na Ásia, mais de metade da população é afetada por este problema. A adoção de melhores políticas de aquisição, prescrição e garantia da qualidade dos medicamentos é uma importante fonte de poupança em todos os países. A utilização de medicamentos genéricos é muito eficaz a este respeito e é especificamente mencionada. De acordo com o relatório, qualquer política que incentive a utilização de medicamentos genéricos pode poupar cerca de 60% dos custos dos medicamentos em muitos países. Para além disso, o mercado mundial de produtos farmacêuticos não é transparente nem eficiente. Os preços pagos por medicamentos idênticos variam consideravelmente de um país para outro. Em muitos países, os doentes pagam demasiado pelos seus medicamentos, por vezes até 60 vezes mais do que o preço de referência no mercado internacional. Cerca de metade dos medicamentos no mundo são prescritos, dispensados ou vendidos de forma inadequada, o que constitui uma das principais causas da mortalidade infantil nos países em desenvolvimento. Os hospitais são outro domínio em que uma melhor gestão poderia conduzir a poupanças consideráveis. A má gestão dos medicamentos, os erros de prescrição e o mau armazenamento dos consumíveis médicos continuam a ser um grande perigo no sector da prestação de cuidados de saúde, mas também são fatais. (Tedros A; p.14-15, 2010)

Apesar do apoio contínuo prestado aos Estados-Membros pela ONU e por outras organizações internacionais durante várias décadas, foram salientados os problemas relacionados com a falta de disponibilidade e o elevado custo dos medicamentos essenciais para o tratamento das doenças transmissíveis e, no plano de ação global da OMS para o controlo das doenças não transmissíveis 2013-2020, foi estabelecido como objetivo a disponibilidade e a acessibilidade de preços de 80% dos medicamentos essenciais necessários para tratar as principais doenças não transmissíveis em instalações públicas e privadas. A prevenção, o tratamento e os cuidados eficazes exigem o acesso não só a medicamentos de qualidade a preços acessíveis, mas também a vacinas, produtos sanguíneos para diagnóstico e dispositivos de qualidade garantida. A estratégia global adoptada pela OMS para melhorar o acesso aos medicamentos essenciais baseia-se nos seguintes princípios: seleção baseada em provas de um número limitado de medicamentos, aquisição racional, preços acessíveis, um sistema de distribuição eficiente e uma utilização racional dos medicamentos. Todos estes elementos promovem uma melhor gestão dos medicamentos e a sua aplicação efectiva aumentará o acesso aos medicamentos, facilitará os progressos no sentido da cobertura universal de saúde e dos Objectivos de Desenvolvimento do Milénio relacionados com a saúde e garantirá tratamentos e cuidados eficazes. (Zambara S. & all, p.3, 2014).

A rede de farmácias está muito desenvolvida nos Estados Unidos, com a maior parte dos supermercados (Supeway, Target, Hyve, Walmmant) a terem departamentos de farmácia integrados nos outros. Paralelamente a estas farmácias, existem pequenas farmácias independentes (dispensários de farmácia), tal como em França: encontram-se por vezes nas grandes cidades, mas por vezes também nas pequenas aldeias. São bastante raras... Existem também muito poucas farmácias, conhecidas como farmácias integrativas. A cadeia mais conhecida é a Pharmaca (presente nos estados do Oeste). As prateleiras destas cadeias contêm um grande número de medicamentos de autosserviço em aparente abundância, mas a escolha de medicamentos é relativamente pequena. As prateleiras parecem cheias, mas muitas vezes são os mesmos medicamentos de venda livre que são razoáveis, enquanto os preços dos medicamentos sujeitos a receita médica são exorbitantes. Exemplo: 160 dólares por um creme que custa cerca de 5 euros em França). Mas o preço a pagar depende muito da cobertura do seu seguro. Apesar da reforma do seguro de saúde Obamacare, a proteção social não sofreu alterações para quem já está inscrito num seguro de saúde privado (Isabelle G.; p.12, 2023).

Entre 2000 e 2018, a escassez de medicamentos na UE aumentou 20 vezes e, de acordo com uma comunicação da Comissão, a escassez de medicamentos essenciais está a aumentar. A crise sanitária provocada pela COVID-19 veio pôr em evidência um problema grave: a escassez de medicamentos e de equipamento médico, que põe em risco a vida dos doentes e coloca os sistemas de saúde sob pressão. Em abril de 2020, a Alliance of European Teaching Hospitals previu que a procura crescente de anestésicos, antibióticos, relaxantes musculares e medicamentos não autorizados nas unidades de cuidados intensivos para tratar a COVID-19 poderia levar ao esgotamento das existências. O Parlamento Europeu aprovou uma resolução que insta a União

Europeia a tornar-se mais autónoma no domínio da saúde, assegurando o aprovisionamento, reforçando a produção local de medicamentos e coordenando melhor as estratégias de saúde da UE. As razões da escassez são complexas: problemas de fabrico, quotas industriais, mercados de venda paralela, aumentos inesperados da procura e preços nacionais. A União Europeia está cada vez mais dependente de países terceiros (principalmente da Índia e da China) para a produção de ingredientes farmacêuticos activos, materiais químicos e medicamentos. No entanto, com esta escassez de medicamentos, a gestão correta dos produtos farmacêuticos continua a ser uma prioridade para os países europeus, a fim de garantir uma conservação adequada da saúde. (Aidas S., p.2-3, 2023).

No mundo ocidental, a indisponibilidade de medicamentos essenciais continua a ser um motivo de preocupação. Foram tomadas medidas legislativas, regulamentares e profissionais para garantir a boa gestão e o fornecimento de medicamentos e consumíveis médicos, mas a implementação efectiva de planos de gestão da escassez de medicamentos de grande interesse terapêutico no início de 2017 não resolveu a situação, e estamos a assistir a uma deterioração, em vez de uma melhoria, da disponibilidade de medicamentos, tanto a nível francês como europeu. Não estamos a falar de novos produtos cuja indisponibilidade está associada, na maior parte das vezes, a problemas económicos de acesso ao mercado durante os primeiros anos da sua comercialização, mas sim de produtos antigos cuja utilização terapêutica está bem estabelecida e é considerada de grande importância. As causas destas rupturas de aprovisionamento são múltiplas e muitos actores devem trabalhar em conjunto para resolver a situação. As rupturas de abastecimento de medicamentos constituem uma verdadeira preocupação de saúde pública. Os profissionais de saúde de todos os países têm assistido a um aumento constante do número de rupturas de abastecimento. Este fenómeno, que afecta tanto as farmácias de distribuição como os hospitais, diz respeito tanto aos medicamentos novos como aos antigos e aos genéricos. O problema está a agravar-se; em 2021, a ANSM recebeu 2160 notificações de ruturas de stock e riscos de rutura de stock, em comparação com 405 em 2016, 1504 em 2019 (e após 2500 em 2020, no auge da pandemia). No final de dezembro, a China requisitou a produção de certas empresas farmacêuticas, numa altura em que milhões de chineses lutam para obter medicamentos básicos para se tratarem face a uma vaga sem precedentes de Covid-19. (Marie-Christine K. & all., p.4, 2018).

Em alguns países em desenvolvimento, mais de 40% dos orçamentos da saúde são gastos em produtos farmacêuticos, mas uma grande parte da população não tem acesso aos medicamentos essenciais necessários para prevenir ou tratar as doenças prevalecentes. Os escassos recursos disponíveis são frequentemente utilizados para comprar medicamentos ineficazes ou mesmo perigosos, ou medicamentos que podem ser muito benéficos mas que têm um impacto significativo na economia. Por este motivo, todas as decisões relativas à seleção de medicamentos, na medida em que permitem uma terapia mais racional, são de grande importância. A elaboração de uma lista de medicamentos essenciais e de um formulário terapêutico nacional para os programas de saúde pública é a melhor forma de garantir que os prescritores tenham em conta os factores de eficácia, segurança e economia dos medicamentos. O fornecimento de medicamentos essenciais é uma das oito componentes dos cuidados de saúde primários. (Albert T., p.11, 2004)

O acesso a medicamentos de qualidade continua a enfrentar muitos desafios no continente africano. As cadeias de distribuição são muitas vezes fragmentadas, com múltiplos intermediários ou canais paralelos que alimentam frequentemente a contrafação, um verdadeiro problema de saúde pública. Cerca de 60% dos medicamentos adquiridos no Golfo da Guiné são classificados como "SF" (substandard, falsificados) pela OMS. E o problema não se limita a África, pois 10% de todos os medicamentos em circulação no mundo podem ser SF. A produção local, por seu lado, continua a lutar para se afirmar num mercado farmacêutico africano 70% abastecido por importações estrangeiras e marcado por dificuldades de acesso às matérias-primas, nomeadamente aos princípios activos, e pelos constrangimentos das operações de desalfandegamento, prazos de entrega imprevisíveis, etc.). A sul do Sara, com exceção da África do Sul e da Tanzânia, é difícil, ou mesmo impossível, encontrar unidades de produção de princípios activos. O acesso ao financiamento, a criação de instalações industriais permanentes, a falta de harmonização regulamentar entre países e a disponibilidade de pessoal altamente qualificado são outros obstáculos ao desenvolvimento de actores privados na economia farmacêutica do continente. Com 13% da população mundial, mas apenas 3% da produção farmacêutica mundial, e uma maioria de medicamentos contrafeitos, o continente africano enfrenta um grande desafio de saúde pública: o acesso a medicamentos de qualidade e a preços acessíveis. Uma batalha na qual o sector privado tem um papel decisivo a desempenhar. As necessidades são tão grandes como o potencial de crescimento do sector. No entanto, o continente africano ainda está muito atrasado em relação ao mercado mundial de medicamentos. Os dispensários farmacêuticos desempenham um papel importante no fornecimento de medicamentos e na prestação de serviços aos doentes, tal como acontece no sector privado (Marie-Paule K., p.2-7, 2018).

A elevada prevalência de doenças infecciosas, incluindo a malária, combinada com a falta de disponibilidade de medicamentos, a capacidade financeira das pessoas e o acesso aos cuidados de saúde, cria um ambiente em que a procura de produtos e serviços médicos não é totalmente satisfeita pelos canais formais. Este desfasamento entre a procura e a oferta de produtos farmacêuticos regulamentados deixa espaço para o tráfico, incentiva o envolvimento de grupos criminosos organizados e alimenta a ameaça permanente à segurança pública no país. Entre janeiro de 2017 e dezembro de 2021, pelo menos 605 toneladas de diferentes produtos médicos foram apreendidas na África Ocidental durante operações internacionais, de acordo com o Gabinete das Nações Unidas contra a Droga e o Crime. Apesar da falta de informações fiáveis sobre os volumes de medicamentos envolvidos, vários estudos estimam que entre 19% e 50% dos produtos farmacêuticos no mercado dos países do Sael são falsificados e de qualidade inferior. Segundo um relatório do Gabinete das Nações Unidas contra a Droga e o Crime, 270.000 pessoas morrem todos os anos na África Subsariana devido ao consumo de medicamentos anti-maláricos falsificados e de qualidade inferior. Além disso, a morte de 169271 crianças na região é atribuída à utilização de antibióticos contrafeitos para tratar a pneumonia grave em doentes jovens. Estes números são assustadores e põem em evidência as terríveis consequências do tráfico ilícito e da contrafação de medicamentos e de equipamento médico. (Zaina J., p.1-5, 2023).

Na República Democrática do Congo, como em quase todos os países em desenvolvimento, apesar dos esforços envidados nos últimos 30 anos em matéria de fornecimento de medicamentos e de consumíveis médicos, a gestão dos medicamentos e dos consumíveis médicos nas unidades de saúde por parte dos seus responsáveis constitui um problema para o conjunto do pacote mínimo e complementar. A taxa de acesso aos cuidados de saúde varia entre 40 e 50%, de acordo com o inquérito demográfico e sanitário efectuado pela OMS. É evidente que mais de 30 milhões de congoleses não têm acesso a cuidados de saúde de qualidade. Os dados relativos à evolução de certas zonas sanitárias mostram que a gestão racional dos medicamentos e dos consumíveis médicos pode aumentar significativamente quando o preço dos medicamentos baixa (e a sua qualidade e quantidade aumentam) graças à aplicação de programas de ajuda externa. Apesar dos numerosos esforços do Ministério da Saúde da RDC, o sector farmacêutico continua limitado por vários problemas relacionados com os medicamentos e os consumíveis médicos. Na província de Ituri, a organização médica internacional Médicos Sem Fronteiras (MSF) denunciou num artigo que mais de 1000 pessoas tinham sido envenenadas por medicamentos falsificados ou mal rotulados. A ineficácia dos mecanismos de regulação dos medicamentos, aliada a sanções insuficientes, à corrupção e à existência de fronteiras porosas, tornam as comunidades pobres presas fáceis dos vendedores de medicamentos tóxicos e de má qualidade. Estes medicamentos põem em causa todos os progressos realizados no domínio da farmacologia e da saúde pública. O aumento dos casos graves por medicamentos falsificados deve fazer reagir os actores mundiais ou da Saúde Pública e incitá-los a garantir que os pacientes, em particular os mais vulneráveis, recebam prescrições de medicamentos adequados e de boa qualidade e que possam obtê-los (Dr. Peyrand, P_2, 2017).

A crise socioeconómica que a RDC atravessa há mais de uma década faz com que uma grande parte da população não tenha acesso aos medicamentos essenciais e aos consumíveis médicos. Em Kinshasa, a proliferação de estabelecimentos farmacêuticos que fornecem medicamentos de qualidade inferior a preços baixos e os colocam em concorrência com os CDR em geral e em particular, faz com que esta inacessibilidade resulte dos preços elevados dos medicamentos devido ao nível dos impostos, aos custos logísticos e ao facto de os medicamentos não serem subsidiados. No Kivu Norte, a má governação dos sistemas farmacêuticos é um dos factores que contribuem para as disparidades no acesso aos medicamentos e no abastecimento público de medicamentos essenciais e de qualidade. Não é apenas o governo congolês que é responsável pelos desafios que o sector farmacêutico enfrenta, mas também uma série de indivíduos a todos os níveis que desempenham papéis importantes no sector. Na República Democrática do Congo, tal como noutros países da África Subsariana, a utilização dos serviços de saúde é ainda baixa e está longe de ser louvável, segundo a OMS, mas a utilização dos serviços de saúde de base é um dos factores que promovem a melhoria da saúde da população, juntamente com a eficácia das estruturas locais, como as unidades de saúde e as farmácias. A população do Leste da República Democrática do Congo vive em condições de saúde precárias. A situação de segurança preocupante, a pobreza e as particularidades geográficas e culturais comprometem os cuidados de saúde de muitos habitantes. A província do Kivu do Sul regista as taxas de mortalidade mais elevadas do país, nomeadamente entre as mães e as crianças. Além disso, a malária, as infecções respiratórias agudas, as doenças parasitárias e as epidemias regulares são problemas de saúde para os quais a população beneficiaria do acesso a medicamentos eficazes e de boa qualidade, tendo em conta as capacidades socioeconómicas. (Manya KK, P. 2 -5, 2023)

No Kivu Sul, muitas farmácias funcionam num ambiente sem precedentes. Este modo de funcionamento levou à circulação de medicamentos e de consumíveis médicos com datas de fabrico alteradas nos mercados negros da província, o que representa um perigo para as pessoas que se abastecem de medicamentos. Há um dispensário em cada esquina de Bukavu, a maior parte deles geridos por não especialistas. Para muitos proprietários de dispensários, basta-lhes capital para começarem a procurar uma licença de funcionamento e um relatório oficial ou uma autorização para abrir uma farmácia. A origem destes documentos é irrelevante, tal como as condições de venda e de gestão dos produtos farmacêuticos e médicos. (Fidèle M., p.3-6, 2014).

Na comuna de Ibanda, as farmácias escondem uma grande quantidade de alimentos e bebidas, e as medidas regulamentares são indispensáveis para proteger o sector e a população, que é espoliada por medicamentos inadequados e mal conservados. De acordo com ainspeção provincial das farmácias do Kivu Sul, um farmacêutico deve estar inscrito na ordem dos farmacêuticos e ser qualificado após uma formação oficial reconhecida pelo Estado congolês. Apesar dos numerosos esforços envidados por outros gestores para melhorar a gestão dos medicamentos e dos consumíveis médicos, continuam a existir muitos factores negativos. Isto levanta a questão:

- ✓ As farmácias dispõem de um documento operacional para a prestação de cuidados de saúde?
- ✓ Qual é o perfil de um agente de farmácia para gerir corretamente os medicamentos e os consumíveis médicos?
- ✓ Qual é a fonte de abastecimento de medicamentos e de consumíveis médicos das farmácias?

0.2. HIPÓTESE

- ✓ Os dispensários farmacêuticos teriam documentos de funcionamento falsos ou inexistentes para a prestação de cuidados de saúde;
- ✓ O pessoal da farmácia tem perfis incoerentes ou inadequados para assegurar a gestão correta dos medicamentos e dos consumíveis médicos nas instalações;
- ✓ A fonte de abastecimento de medicamentos e consumíveis médicos seriam os grossistas farmacêuticos.

0.3. OBJECTIVO

0.3.1. Objetivo geral

Em geral, o objetivo deste trabalho é contribuir para a melhoria adequada e eficaz do sistema de gestão de medicamentos e consumíveis médicos nos dispensários farmacêuticos, e identificar possíveis soluções para a gestão racional de materiais e equipamentos médicos na zona sanitária de Ibanda.

0.3.2. Objectivos específicos

- ✓ Analisar o documento operacional utilizado pelas farmácias para a prestação de cuidados de saúde;
- ✓ Identificar os perfis disponíveis para os agentes de farmácia;
- ✓ Avaliar as fontes de abastecimento de medicamentos e de consumíveis médicos para as farmácias.

0.4. ESCOLHA E INTERESSE DO TEMA

Por isso, optámos por realizar este estudo sobre a gestão dos medicamentos e dos consumíveis médicos nos dispensários farmacêuticos, a fim de fornecer aos gestores dados de base actualizados que lhes permitam iniciar políticas que garantam uma gestão adequada, eficaz e sustentável dos medicamentos e dos consumíveis médicos por parte dos gestores destes estabelecimentos, no interesse do bem-estar e das garantias de bom serviço prestado à comunidade.

Os dados gerados pelos resultados deste estudo abrirão novas vias de investigação para outros que queiram seguir os nossos passos.

0.5. DELIMITAÇÃO DO OBJECTO

Espacialmente, o nosso trabalho incide sobre a gestão dos medicamentos e dos consumíveis médicos nos dispensários farmacêuticos da zona sanitária de Ibanda.

No que respeita ao calendário, o presente estudo abrange um período de abril de 2023 a outubro de 2023.

0.6. ABORDAGEM METODOLÓGICA

Realizámos um estudo descritivo, exploratório e retrospetivo, utilizando uma abordagem mista, que nos permitiu descrever o nosso local de estudo, o método sistemático, que nos permitiu estudar o sistema de abastecimento de medicamentos essenciais às farmácias, a análise documental, que foi importante para enriquecer este trabalho através da consulta de vários documentos relacionados com o nosso tema de investigação, tais como livros, notas de curso, etc, A observação direta permitiu-nos conhecer a realidade no terreno; e a entrevista aberta permitiu-nos falar com as pessoas encarregadas da gestão ou da responsabilidade do dispensário farmacêutico, a fim de obter informações complementares relativas ao nosso tema.

0.7. SUBDIVISÃO DO TRABALHO

Para além da introdução, da conclusão e das recomendações e sugestões, este trabalho subdivide-se em duas partes: a parte teórica, que incide sobre :

- Capítulo 1: Revisão da literatura sobre a gestão de medicamentos e consumíveis médicos ;
- Capítulo Dois: Metodologia e materiais

E a secção empírica dedicada ao :

- Capítulo três: Recolha de dados e fases experimentais ;
- Capítulo 4: Resultados e discussão.

Capítulo 1: REVISÃO DA LITERATURA SOBRE A GESTÃO DOS MEDICAMENTOS E DOS CONSUMÍVEIS MÉDICOS

I.1. REVISÃO DA LITERATURA TEÓRICA

I.1.1. Definição de conceitos-chave

a) **Farmácia:** é o local onde os farmacêuticos vendem, armazenam e preparam os medicamentos. É aí que nos deslocamos depois de uma visita ao médico (ou a um profissional de saúde) com uma receita ou para obter medicamentos e produtos de saúde em regime de self-service. (módulo tout savoir sur l'officine de pharmacie, (La rousse, 2019)

b) **Medicamento:** é toda a substância ou composição apresentada como possuindo propriedades curativas ou preventivas relativamente a doenças humanas ou animais. Por extensão, entende-se por medicamento toda a substância ou composição que possa ser utilizada ou administrada no homem ou no animal com vista a estabelecer um diagnóstico médico ou a restaurar, corrigir ou modificar as suas funções fisiológicas através de uma ação farmacológica, imunológica ou metabólica (módulo de formação "Gestão dos medicamentos", min santé 4)

c) **Medicamentos essenciais:** trata-se de medicamentos essenciais, cuja lista indicativa, actualizada periodicamente, é elaborada pela OMS em função das necessidades locais dos países em desenvolvimento. Os medicamentos essenciais, tal como definidos pela OMS, são aqueles que satisfazem as necessidades de saúde da maioria da população. (Artigo sobre os medicamentos essenciais da OMS)

d) **Medicamento genérico:** trata-se de uma cópia de um medicamento original cuja produção e comercialização se tornaram possíveis devido à expiração da patente que cobria o medicamento. Um medicamento genérico é, portanto, um medicamento original ou "originador" cuja patente expira após um monopólio de 20 anos e que pode agora ser fabricado por uma empresa diferente da que o inventou. Em caso de urgência (grandes epidemias mortais), estão teoricamente previstas "licenças obrigatórias", ou seja, excepções prematuras à regra das patentes. (Dr. Erold Joseph, 2023).

e) **Medicamentos fora de prazo:** são medicamentos que ultrapassaram o prazo de validade indicado na embalagem. O prazo de validade de um produto farmacêutico depende dos dados de uma biblioteca de amostras; esta coleção de amostras indica a data em que a degradação dos princípios activos é demasiado grande para que o produto continue a ser eficaz, podendo o medicamento ser igualmente perigoso: por exemplo, a aspirina transforma-se em dois ácidos quando está fora do prazo de validade, podendo ambos queimar o esófago. O envelhecimento dos produtos é por vezes acelerado pelas condições em que são conservados, nomeadamente a temperatura, sendo alguns mais frágeis do que outros. Os medicamentos não utilizados podem ser devolvidos ao seu farmacêutico, que os transmitirá à Cyclamed, a organização responsável pela sua destruição. (Dra. Brigitte Blong, 2021).

f) **Material médico:** é definido como um bem destinado a permanecer durante muito tempo sob a mesma forma, possibilitado em tempo real, em quantidade e qualidade, destinado a todos os serviços hospitalares a todos os que deles necessitam. Devido à sua duração de vida, o material médico é o tipo de material que dura muito tempo e que precisa de ser mantido e renovado. O seu armazenamento requer uma atenção especial do depósito ou da farmácia para evitar que se tornem inválidos; a gestão dos equipamentos médicos não é diferente da dos medicamentos numa farmácia (Módulo de formação em gestão dos cuidados de saúde na ECZ p.6).

g) **Farmácia:** ciência aplicada à conceção, preparação e distribuição de medicamentos. Num estabelecimento hospitalar local onde se armazenam e preparam os medicamentos para os doentes em tratamento. (Larousse). A farmácia é a ciência que se ocupa da conceção, do modo de ação, da preparação e da distribuição dos medicamentos. A dispensa de medicamentos tem em conta as possíveis interações medicamentosas entre moléculas químicas ou interações com produtos comestíveis. Implica igualmente o controlo das doses e/ou das eventuais contra-indicações. É um ramo da biologia, da química e da medicina (Wikipédia).

h) **Gestão de equipamento médico:** abrange todos os dispositivos médicos que requerem calibração, manutenção preventiva e corretiva, formação de utilizadores e desativação - actividades que são da responsabilidade dos engenheiros biomédicos comuns. O equipamento médico é utilizado para fins específicos de diagnóstico e tratamento de doenças ou lesões, ou de reabilitação de doentes, e pode ser utilizado isoladamente ou em conjunto com equipamento auxiliar ou consumível, ou outros dispositivos. O equipamento médico não inclui os dispositivos médicos implantáveis, injectáveis ou descartáveis. O equipamento médico é também referido no presente documento como "equipamento médico", "equipamento de cuidados de saúde" ou "material". (Módulo sobre Introdução à Gestão de Equipamento Médico Série Técnica da OMS sobre Dispositivos Médicos, p.4)

i) **Gestion:** vem do verbo to manage, que significa administrar como gestor. Gestion é, portanto, a ação de gerir, organizar algo, dirigir; o período durante o qual alguém gere um negócio. (Larousse). O pioneiro da gestão, Henry Fayol (1841-1925), explicou os princípios da gestão global das empresas no seu livro "Administrer, c'est pouvoir, organiser, commander, coordonner et contrôler". O objetivo era assegurar uma produção económica, eliminando os desperdícios e optimizando os recursos. Segundo Yves DUPUY, do ponto de vista das práticas organizacionais, a gestão é o conjunto das actividades de tomada de decisão que se desenrolam numa empresa ou, de um modo mais geral, numa organização (administração, associação, grupo, etc.). Gerir consiste, portanto, em escolher determinadas acções com base em informações variadas. Roumens considera, por sua vez, que a gestão compreende três acções principais: a previsão (elaboração do orçamento), a organização (introdução de dados) e o controlo (verificação das previsões). [ème]De acordo com Charles Edouard, Séverine Godarol, le Petit Contrôle de gestion 2015, 6ª edição, Dunod, 2015. Gerir uma empresa ou uma organização comunitária significa desenvolver e implementar ferramentas que permitam a partilha de informações, a discussão de estratégias e a tomada de decisões de forma transparente. A gestão permite hierarquizar os recursos da empresa com vista a atingir objectivos pré-determinados (volume de negócios, quota de mercado, etc.) no âmbito de uma determinada política.

j) **Gerir:** utilizar os recursos de que se dispõe de forma racional ou irracional. Significa gerir e administrar um stock de bens, informações, dados informáticos, uma empresa, etc. (Larousse).

I.1.2. Informações gerais sobre a gestão de medicamentos e dispositivos médicos

Os medicamentos e o equipamento médico de qualidade salvam vidas e melhoram a saúde, mas devem estar disponíveis, ser acessíveis e utilizados de forma adequada para satisfazer as necessidades terapêuticas da maioria da população.

Os medicamentos são quantificados nas farmácias de acordo com as necessidades reais, com base no consumo médio mensal de medicamentos pelos doentes ou clientes. Apesar desta quantificação dos medicamentos, os proprietários ou gestores das farmácias introduzem medicamentos sem ter em conta as necessidades da população, razão pela qual muitos produtos farmacêuticos expiram.

Os instrumentos de gestão dos medicamentos e do material médico nos dispensários farmacêuticos estão disponíveis para alguns mas não são corretamente utilizados e outros são inexistentes mas também mal mantidos para os poucos que os possuem, caso das: fichas de stock de medicamentos e material, ficha de inventário, registo de utilização de medicamentos e recibos, registo de provisões, ordem de doação e PV de recibo, as principais causas são:

- ✓ Não existe um manual de procedimentos para a gestão dos medicamentos e do material médico;
- ✓ Pessoal que não tenha formação em gestão de medicamentos e equipamento médico ou em questões farmacêuticas.

A estabilidade e o equilíbrio necessários para o êxito da prestação de serviços de saúde ligados à operacionalização e à distribuição de medicamentos e dispositivos médicos no seu conjunto dependem de uma gestão racional e eficiente dos fornecimentos desde as existências e do fabricante até ao utilizador.

É necessária uma gestão eficaz das existências para evitar o desperdício e assegurar a continuidade do abastecimento. A política de aquisição de existências deve basear-se numa análise dos registos pormenorizados de rotação das existências.

Embora a primazia destes factores seja inegável e o acolhimento que provocam e agravam seja diretamente mais responsável pela mortalidade, não é necessário esperar pela melhoria destas condições sociais para prevenir e tratar estas doenças que, na maioria dos casos, podem ser curadas ou controladas através da utilização de produtos farmacêuticos e do equipamento necessário por pessoal qualificado.

I.1.3. Fornecimento de drogas

Na República Democrática do Congo, o Ministério da Saúde, com o apoio dos seus parceiros, criou o Sistema Nacional de Abastecimento de Medicamentos Essenciais (SNAM) em maio de 2002 para aplicar a política farmacêutica nacional. A estratégia do SNAM consiste em centralizar a aquisição de medicamentos através de duas centrais de coordenação de compras (em Kinshasa e Goma) e descentralizar a distribuição através de centros regionais de distribuição de medicamentos (CDR).

Para promover e desenvolver este sistema, o Ministério da Saúde criou o Programa Nacional de Abastecimento de Medicamentos Essenciais (PNAM) em julho de 2002. Desde 2002, o sistema tem evoluído, respondendo gradualmente ao desafio de tornar os medicamentos geográfica e financeiramente acessíveis a todos os níveis da pirâmide da saúde. No entanto, com oaumento dos fundos disponíveis para tratar doenças prioritárias como o VIH/SIDA, a malária e a tuberculose, surgiram novos intervenientes envolvidos no fornecimento de medicamentos na RD Congo, por vezes com os seus próprios sistemas de abastecimento.

É neste contexto, e a fim de assegurar um abastecimento coordenado, coerente e eficaz, que o Ministério da Saúde Pública, em particular a Direção de Farmácia e Medicamentos (DPM) e o Programa Nacional de Abastecimento de Medicamentos (PNAM), solicitaram o apoio da OMS para o levantamento do abastecimento e da distribuição de medicamentos essenciais e de outros produtos de saúde na RD Congo.

Os objectivos específicos desta cartografia são :

- ✓ Identificar e analisar exaustivamente os actuais sistemas e fontes de financiamento, fornecimento e distribuição de medicamentos essenciais, incluindo anti-retrovirais, antimaláricos, medicamentos para a tuberculose, medicamentos para infecções oportunistas, contraceptivos, vacinas, preservativos, reagentes de laboratório, dispositivos médicos, produtos e materiais de laboratório;
- ✓ Identificar para cada fase do ciclo de abastecimento (seleção, quantificação, compra, armazenamento/gestão de stocks, distribuição/expedição, sistema de garantia de qualidade, financiamento, gestão da informação, acompanhamento/avaliação) e para cada categoria de produtos estudada:
    - Intervenientes/estruturas envolvidas ;

- As políticas, estratégias e instrumentos utilizados.

No Kivu Sul, a logística é a ciência da aquisição, do armazenamento e do transporte de medicamentos, de consumíveis médicos e de pequenos equipamentos. Trata-se, por exemplo, de adquirir produtos nos depósitos do CDR e de distribuir, num dado momento, grandes quantidades de medicamentos, de consumíveis médicos e de pequenos equipamentos a um grande número de centros de saúde e de serviços médico-sanitários situados em diferentes locais, bem como a dispensários farmacêuticos. Isto implica as acções e os recursos necessários para adquirir produtos, para os entregar no local onde são necessários e para garantir que a qualidade e a quantidade certas do produto são entregues no local certo e no momento certo.

As actividades envolvidas no processo dependem umas das outras, fazem parte de um sistema, uma fraqueza numa parte enfraquece todo o sistema. É útil pensar no nosso sistema de abastecimento em termos de quatro funções, quatro conjuntos de actividades. O ciclo lógico de abastecimento compreende :

- ✓ A seleção ;
- ✓ Aquisição ;
- ✓ Distribuição e ;
- ✓ Como é utilizado.

A gestão da qualidade está presente nos quatro

jogos. Diagrama do ciclo 1

Seleção-Aquisição-Distribuição-Utilização

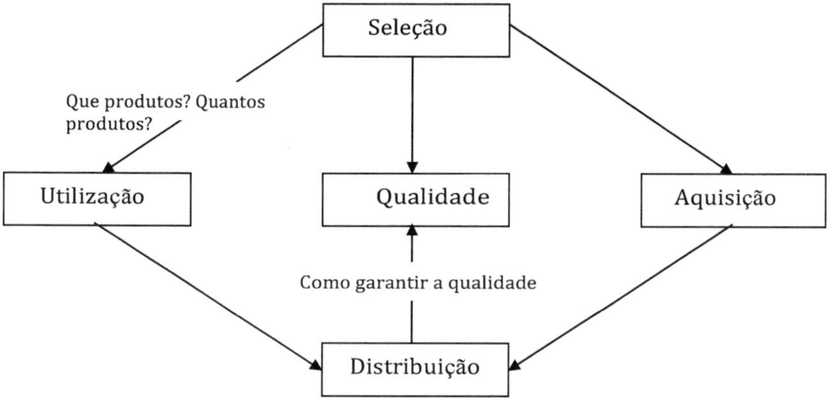

Figura 1: O ciclo de

fornecimento Embalagem

- ✓ Prescrição
- ✓ Dispensa
- ✓ Controlo do consumo
- ✓ Que fornecedor?
- ✓ Como é que posso comprar?
- ✓ Como é que isso é financeiro?
- ✓ Comprar ou fazer?
- ✓ Colocação/manutenção em stock
- ✓ Gestão do inventário
- ✓ Reabastecimento
- ✓ Expedição

a) Seleção: trata-se de determinar quais os medicamentos que devem estar disponíveis e em que quantidades.

Problemas de seleção

- ✓ Seleção de uma vasta gama de produtos

- ✓ Seleção de produtos inadequados
- ✓ Seleção de produtos caros numa comunidade com baixos rendimentos
- ✓ Seleção inadequada da quantidade.

b) **Aquisição:** trata-se de um processo de aquisição de medicamentos, de pequenos equipamentos e de consumíveis médicos. O financiamento deve ser planeado, decidido e implementado de forma a obter os medicamentos necessários na qualidade e quantidade certas. Nesta fase, é importante saber que :

- ✓ A que fornecedor comprar?
- ✓ A que preço deve comprar?
- ✓ Como comprar (a crédito ou a dinheiro, etc.)
- ✓ Fazer ou comprar?
- ✓ Como financiar (com que recursos?)

Problemas de aquisição

- ✓ Compra de quantidades inadequadas ;
- ✓ Cláusulas contratuais desfavoráveis (contrato abusivo)
- ✓ Financiamento inadequado (défice ou falta de orçamento, especialmente em moeda estrangeira)
- ✓ Fornecedores raros
- ✓ Pouca atenção à garantia de qualidade.

c) Distribuição: nesta fase, os medicamentos devem ser recebidos, armazenados, geridos e transportados. Os fornecimentos são expedidos e recebidos nesta fase.

Os problemas de distribuição são :

- ✓ Sistema de transportes mal organizado
- ✓ Má gestão das existências
- ✓ Más condições de armazenamento
- ✓ Má gestão da informação

d) Utilização: inclui aspectos como a embalagem e a rotulagem dos produtos, bem como a prescrição, a distribuição, a administração e o consumo de medicamentos.

Durante a utilização, registam-se os seguintes problemas:

- ✓ Embalagem e rotulagem incorrectas
- ✓ Fraca adesão dos doentes
- ✓ O custo excessivo dos medicamentos, que torna os cuidados de saúde inacessíveis
- ✓ A administração ou dispensa de medicamentos aos doentes
- ✓ Prescrição irracional.

I.2. REVISÃO DA LITERATURA EMPÍRICA

A literatura que obtivemos demonstrou que a gestão dos medicamentos e dos dispositivos médicos nas farmácias farmacêuticas é um ciclo que começa com a seleção dos produtos (medicamentos e dispositivos) a encomendar ou requisitar; segue-se o fornecimento destes medicamentos ou dispositivos médicos, depois a distribuição e, finalmente, a utilização pelos doentes ou por qualquer outra pessoa que deles necessite. (Módulo de gestão de medicamentos e equipamentos, p.2). Os diferentes estudos já efectuados produziram os seguintes resultados:

1. Na Argélia, na Universidade Mouloud Mammeri em Tizi-Ouzou, foi realizado um estudo em 2016-2017 sobre "a gestão dos medicamentos nos hospitais: entre as necessidades percebidas e a disponibilidade - o caso do hospital de Tizi-Ouzou": Boudjemai Thafsut mostrou que, no âmbito do esforço para melhorar a disponibilidade de medicamentos no Chu de Tizi-Ouzou, descreveu e analisou o circuito dos medicamentos na farmácia do hospital. A inadequação entre as encomendas e as necessidades reais dos serviços, a ausência de um sistema de informação que garanta a rastreabilidade dos produtos, a repartição das existências entre as equipas e a falta de formação em gestão de medicamentos são domínios que devem ser melhorados para garantir uma melhor disponibilidade dos medicamentos e responder melhor às necessidades dos pacientes. Em termos de resultados, o estudo revelou que a cobertura das necessidades em termos de medicamentos difere de um produto para outro, o que se deve a várias razões (não prescrição, previsão das necessidades dos serviços, pessoal de cuidados habitual, má organização a nível dos serviços e encomendas que não reflectem as necessidades reais). Para melhorar a disponibilidade de medicamentos nos hospitais, é necessário atuar nas várias etapas da cadeia de abastecimento de medicamentos, que são interdependentes, sem esquecer as pessoas envolvidas.
2. Em Marrocos, na Escola Nacional de Saúde Pública em Administração da

Saúde e Saúde Pública, foi realizado um estudo de 2012-2014 sobre a "análise da gestão de medicamentos e dispositivos médicos ao nível da farmácia hospitalar - estudo de caso da farmácia hospitalar de Fes (Alghassani). Elaborado pelo Sr. Benjilali. O estudo mostrou que, no âmbito da política nacional alargada para melhorar a disponibilidade de medicamentos, estão a ser envidados vários esforços. Na mesma ordem de ideias, o presente estudo tem por objetivo descrever e analisar o circuito de gestão dos produtos farmacêuticos no Hospital Alghassani, a fim de determinar os factores que influenciam negativamente a sua disponibilidade e propor recomendações. Os resultados mostraram que o Hospital Alghassani consagra 53% do seu orçamento de funcionamento à compra de produtos farmacêuticos e de material médico. Na ausência de dados sobre o consumo e a rastreabilidade dos produtos administrados, a quantificação das necessidades é efectuada a nível dos serviços, por estimativa e sem base de cálculo. Na ausência de uma aplicação informática de gestão dos produtos farmacêuticos, o consumo médio e as existências de segurança não são determinados. Dos 331 produtos, 88 estavam em rutura de stock, ou seja, 26,6%, e 69,3% dos artigos estavam em rutura de stock durante um longo período. 30 dos 53 medicamentos em rutura de stock são medicamentos que salvam vidas.

3. Em Kinshasa, no Institut Supérieur des Techniques Médicales, o estudo sobre a gestão e o fornecimento de medicamentos essenciais em 2019 foi realizado por Kwete Minga. As preocupações levantadas pelo estudo centraram-se nas seguintes hipóteses: no que diz respeito ao fornecimento de medicamentos essenciais, os pontos fracos registados mostram que o fornecimento de medicamentos essenciais ao HGR de Ndjili não é feito corretamente; depois, as normas de gestão de medicamentos essenciais no HGR de Ndjili não são respeitadas, porque o hospital não se abastece no CDR ou no BCZS, mas sim em depósitos privados. Em segundo lugar, as normas exigem a participação de todo o pessoal que trabalha na farmácia, o que não acontece no HGR de Ndjili. Por último, para além da arrumação dos produtos e das faltas de stock, foram registados outros problemas na gestão e no fornecimento de medicamentos essenciais no RAG de Ndjili, como a seleção dos produtos, a iluminação insuficiente, etc.
4. De acordo com Antoine Mouhilo, que trabalhou na gestão de medicamentos e equipamentos médicos, os resultados são os seguintes: 39,85% do orçamento

de funcionamento destina-se à compra de produtos farmacêuticos, o que é inferior à média nacional (45%) em Marrocos. O inquérito efectuado a uma amostra de 489 doentes revelou que: dos 489 doentes, 345, ou seja, 70,55%, estavam cobertos a 100% pelos medicamentos. Dos 1.278 medicamentos prescritos aos 489 doentes internados no serviço de urgência, apenas 1.095, ou seja, 85,68% dos medicamentos prescritos, estavam disponíveis a 100%. Dos 183 medicamentos indisponíveis no serviço de urgência, 31% estavam em rutura de stock e 25% foram prescritos fora da nomenclatura.

5. Na Bélgica, na Universidade de Liège, foi realizado um estudo entre 2022 e 2023 sobre a "gestão das existências de medicamentos nas farmácias hospitalares: análise das dificuldades encontradas nos hospitais gerais da Valónia", um estudo realizado por Alexandre BARA. Os principais resultados do seu trabalho revelaram que era muito difícil gerir as faltas de stock, que era difícil manter as existências a c t u a l i z a d a s , que havia falta de pessoal nas unidades de cuidados e na farmácia e que a gestão dos fluxos de retorno era trabalhosa. Esta investigação permitiu-nos identificar um certo número de domínios em que poderiam ser introduzidas melhorias para resolver estes problemas. Estas poderiam ser aplicadas a curto prazo em cada hospital, resolvendo assim uma parte das complexidades associadas à gestão dos stocks. No entanto, a mais longo prazo, acreditamos formalmente que as actuais mudanças na paisagem hospitalar belga são uma verdadeira alavanca para fornecer soluções mais abrangentes. A partilha de dados entre os estabelecimentos aderentes permitiria uma melhor visibilidade do ambiente hospitalar, o que poderia melhorar a antecipação e a gestão das faltas de stock, por exemplo.
6. De acordo com Yohane Kabwende François, pelo seu trabalho em Kadutu, provou o fornecimento de medicamentos a uma grande parte dos agregados familiares;

- ✓ A maioria da população (93%) compra os seus próprios medicamentos, tal como os que têm uma farmácia familiar;
- ✓ A maioria dos agregados familiares tem um bom comportamento, ou seja, compra medicamentos nas farmácias (86,6%). A maioria da população compra medicamentos sem receita médica, como se pode ver nos numerosos estudos

efectuados, alguns dos quais se centraram na disponibilidade de medicamentos genéricos essenciais, outros na sua acessibilidade ou na sua utilização, e outros na avaliação do sistema logístico, sem se debruçarem sobre a análise da gestão dos medicamentos genéricos essenciais (p.20).

O nosso estudo distingue-se dos outros porque se centra na "gestão dos medicamentos e dos consumíveis médicos nos dispensários farmacêuticos abertos ao público na zona sanitária de Ibanda de maio de 2023 a outubro de 2023", com o objetivo de melhorar o sistema de gestão dos medicamentos e dos equipamentos médicos nas unidades sanitárias, a fim de encontrar soluções para uma gestão racional e sustentável dos materiais, medicamentos e equipamentos médicos na RD Congo.

Método utilizado: foi adoptada uma abordagem descritiva e quantitativa, com análise utilizando instrumentos estatísticos adequados e um inquérito por questionário.

I.3. QUADRO CONCEPTUAL E TEÓRICO

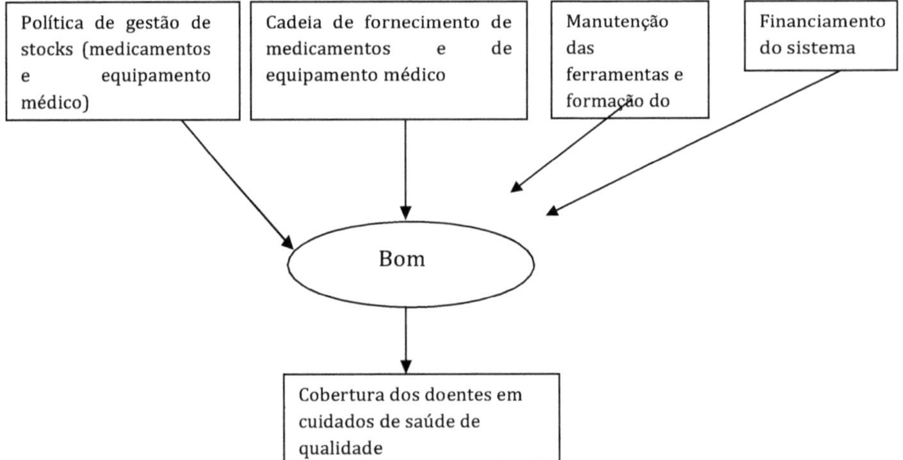

Capítulo 2: METODOLOGIA

II.1. Apresentação do local de estudo

O nosso estudo foi realizado na zona de saúde de Ibanda, na comuna de Ibanda, na cidade de Bukavu, na província de Sud-Kivu, na República Democrática do Congo.

A zona sanitária de Ibanda situa-se inteiramente na zona urbana da cidade de Bukavu.

A. Localização geográfica

A zona sanitária de Ibanda é uma das trinta e quatro zonas sanitárias da província do Kivu Sul. Resultou da divisão, em 2003, da antiga zona sanitária urbana de Bukavu em 3 zonas sanitárias: Bagira, Ibanda e Kadutu. É identificada pelo código 06010202. [2]Cobre uma área de 18 km. É delimitada por :

- ✓ No Norte, junto ao lago Kivu ;
- ✓ A noroeste, junto ao rio Kahuwa e à estrada industrial "deux poteaux", passando pela Praça da Independência, a fronteira com a zona sanitária de Kadutu;
- ✓ A sul, o rio Mulonge, que a separa da zona sanitária de Nyatende;
- ✓ A leste, junto ao rio Ruzizi, fronteira com o Ruanda;
- ✓ A oeste, a cadeia montanhosa de Mbongwe e a sobreposição com a comuna de Bagira (distrito de Chai).

Tem um relevo montanhoso, com solo argiloso e vegetação herbácea, e um clima tropical. Tem duas estações: a estação das chuvas (setembro a abril) e a estação seca (maio a agosto). Situa-se a uma altitude de 1.200 a 1.800 metros e a 22° de latitude. A estrada é a via de acesso e todas as suas zonas sanitárias são acessíveis.

B. Situação socioeconómica

A zona sanitária de Ibanda abrange uma população estimada em 4 257 999 habitantes, com uma densidade de 2 3656 habitantes por quilómetro quadrado.

As principais actividades profissionais da população, por ordem decrescente, são os funcionários públicos, os pequenos comerciantes e os funcionários públicos independentes;

Para o consumo familiar, depende da disponibilidade de produtos pecuários (carne, peixe, leite), produtos agrícolas (mandioca, milho, feijão, arroz, legumes, batatas, frutas, etc.) e produtos de transformação industrial e de importação (bebidas não alcoólicas e alcoólicas, sumos, cerveja, sardinhas, maionese, bolachas, conservas, etc.).

As guerras repetidas, nomeadamente na parte oriental da República Democrática do Congo, provocaram deslocações maciças e involuntárias de populações de zonas inseguras (aldeias) para zonas consideradas seguras (cidades), o que enfraqueceu o sistema de saúde, o sistema de segurança, as actividades agrícolas e o sistema comercial na província do Kivu do Sul, sem poupar a zona sanitária de Ibanda.

C. Situação cultural

A população da zona sanitária de Ibanda é constituída por uma simbiose de tribos. Os principais grupos étnicos são os Bashi, Lega, Bembes e Fulero. O swahili, o mashi e o kilega são as principais línguas locais faladas.

As principais religiões são a católica, a protestante, a muçulmana, a kimbanguista e a testemunha de Jeová. Apesar das estruturas de saúde à disposição da população, as pessoas recorrem constantemente às salas de oração, aos ervanários e aos médicos tradicionais em busca de soluções milagrosas para os seus problemas, mesmo aqueles que requerem o conselho de um profissional de saúde.

D. Situação sanitária

A zona sanitária de Ibanda tem vinte instalações médicas, incluindo dois centros de saúde estatais, onze centros de saúde de igrejas, um centro de saúde privado, dois centros hospitalares estatais, dois centros hospitalares de igrejas, um centro hospitalar privado aprovado e um hospital geral de referência.

I.2 População

A população da zona sanitária de Ibanda passou de 21 2901 habitantes em 1985 para 515 834 habitantes, repartidos por zona sanitária do seguinte modo

N°	Área da saúde	População
01	CECA 40 NGUBA	29877
02	CHAHI	36674
03	CIDASA	59176

04	NYAWERA	21557
05	GIHAMBA	27562
06	LABOTTE	15109
07	IRAMBO	17120
08	KABUYE	21910
09	MALKIA WA AMANI	25073
10	MAMAN MWILU	59137
11	MUHUNGU DIOCESANO	22478
12	ESTADO DE MUHUNGU	44201
13	CRUZ VERMELHA	22683
14	PANZI	39164
15	MULUNGULUNGU	15571
16	VAVASORI	26669
17	NGUBA	31874
Total		**515 834**

Fonte: Gabinete Central da Zona (BCZ) Relatório da situação em 2023

A nossa população de estudo é constituída por uma amostra de todas as farmácias desta secção.

II.2. MÉTODO E MATERIAIS

II.2.1. Tipo de estudo

Trata-se de um estudo descritivo e transversal.

II.2.2. Material de estudo

Utilizámos os seguintes materiais para realizar o nosso trabalho de fim de ciclo na gestão das instituições de saúde:

- ✓ Um inquérito por questionário dirigido às pessoas diretamente envolvidas na gestão de medicamentos e dispositivos médicos nas farmácias farmacêuticas;
- ✓ Ferramentas informáticas: computador e impressora para introdução de dados e impressão
- ✓ Um diário e uma caneta para registar todas as recomendações ou elementos relativos à gestão ou ao funcionamento da estrutura.

II.2.3. Método e técnica de amostragem

II.2.3.1. Técnica de amostragem

Trata-se de uma amostra não probabilística de tipo oportunista, que utiliza a técnica de amostragem cotada.

II.2.3.2. População do estudo

a) **População-alvo**

Conjunto de agentes de farmácia sobre a gestão da dispensa farmacêutica.

b) **Amostra**

De acordo com a opinião de peritos, selecionámos a nossa amostra com base em dois critérios:

- ✓ Critérios de inclusão: A nossa amostra incluiu todo o pessoal de farmácia diretamente envolvido na gestão de medicamentos e dispositivos médicos através das suas tarefas diárias;
- ✓ Critérios de não inclusão: as pessoas não incluídas na nossa amostra são todas aquelas que não estão diretamente envolvidas na gestão diária de medicamentos e dispositivos médicos nas farmácias farmacêuticas.

c) **Ética**

O protocolo do nosso estudo foi enviado ao BCZS de Ibanda e foram obtidas as autorizações administrativas necessárias. Foi obtido o consentimento informado de todos os sujeitos que participaram no nosso estudo. As motivações e os objectivos do presente estudo foram-lhes devidamente explicados. Foi-lhes assegurada a estrita confidencialidade de todos os dados e foram informados da divulgação dos resultados após o inquérito.

II.2.4. Definição e operacionalização das variáveis

A. Variável dependente

Gestão de medicamentos e consumíveis médicos: trata-se de um processo que consiste em selecionar, adquirir e distribuir materiais (consumíveis) ou medicamentos, com ênfase na qualidade e na quantidade, a fim de evitar o excesso de stock, as rupturas de stock ou a destruição de produtos.

B. Variável independente

1. Formação em matéria de gestão dos medicamentos e do material médico: trata-se de um processo eficaz que permite que os produtos médicos ou de consumo estejam disponíveis para o conjunto do serviço da farmácia aos pacientes (aqueles que deles necessitam):

- ✓ Ter sempre disponível um stock mínimo de medicamentos e consumíveis médicos para evitar rupturas de stock e excesso de stock;
- ✓ Informação regular sobre o nível das existências;
- ✓ Organizar os artigos de forma ordenada e colocá-los corretamente;
- ✓ Preparar encomendas com base nos níveis de existências físicas;
- ✓ Evitar perdas e produtos fora do prazo de validade;
- ✓ Prescrever corretamente os medicamentos e explicar aos doentes quando e como os devem tomar;
- ✓ Preparar a embalagem correta aquando da distribuição ao doente para proteger e facilitar a administração correta do medicamento (manual de gestão e procedimento 15p)

2. Manual de procedimentos para a gestão dos medicamentos e do material médico: trata-se de um módulo de procedimentos que constitui um instrumento de trabalho essencial para estabelecer uma gestão sã e transparente e garantir assim a sustentabilidade da cadeia de cuidados de saúde. Por último, é um documento de referência para todos os operadores (instituições governamentais, ONG, ONU, etc.) chamados a intervir no terreno.
3. Instrumento de gestão: é o conjunto de documentos ou programas informáticos utilizados diariamente para permitir à empresa gerir, administrar, dirigir e organizar as suas actividades quotidianas, a fim de aplicar os recursos da empresa com vista a atingir os objectivos previamente fixados, no âmbito de uma política específica (plano geral de contabilidade).
4. Stock máximo: este é o nível acima do qual o stock se torna excessivo. Neste caso, podemos falar de excesso de existências.
5. Mês de abastecimento: é o intervalo de tempo regular entre duas encomendas de medicamentos genéricos essenciais em condições normais, ou seja, na ausência de uma ameaça de escassez.

$$\text{MAD} = \frac{\textit{stock disponible}}{\textit{consommation moyenne mensuelle}}$$

6. Consumo médio mensal (CMM): o consumo médio mensal de um produto é o número de unidades que o estabelecimento utiliza num mês; o consumo pode aumentar ou diminuir de mês para mês. Por conseguinte, o consumo médio mensal (CMM) é a quantidade calculada para ser consumida durante um mês (Manual de gestão dos medicamentos, p.16).

$$\text{CMM} = \frac{\textit{consommation N mois}}{\textit{N mois}}$$

CMM = corrigido *consommation de la période* ~~la même période -jour de rupture de stock~~

7. Existências mínimas ou de cobertura: são as existências que permitem satisfazer as necessidades dos clientes durante o período de reabastecimento.

   Existências mínimas = DL x CMM + existências de segurança

8. Existências máximas: trata-se das existências máximas que a farmácia pode deter no início do período. Deve ser avaliada tendo em conta os prazos de validade dos produtos e é calculada através da fórmula :

   Estoque máximo = CMM x 2

9. Existências de segurança: trata-se da reserva que garante que os produtos estão sempre disponíveis em caso de rutura de existências. Estas existências são utilizadas para cobrir o consumo entre duas encomendas (normalmente um mês). É também designada por existências de reserva ou existências-tampão. Protege contra possíveis rupturas de stock, se as entregas se atrasarem ou se o stock de trabalho for consumido mais rapidamente do que o previsto. Fixa o limiar abaixo do qual as existências disponíveis nunca devem descer.

   d Existências de segurança = $\frac{stock\ alerte}{2}$

10. Existências de alerta: é essencial dispor permanentemente dos fornecimentos necessários ao serviço de saúde. As faltas de stock (stock=0) perturbam sempre, em maior ou menor grau, o bom funcionamento do serviço. Para evitar as rupturas de existências, a ficha de existências inclui um indicador: as existências de alerta, ou seja, a quantidade de fornecimentos que permitirá efetuar a próxima entrega quando a quantidade disponível em armazém atingir a quantidade de existências de alerta. Nesse momento, é necessário efetuar uma encomenda, caso contrário corre-se o risco de ficar sem existências Existências de alerta = CMM x 15

11. Falta de stock: é a ausência de uma molécula nas prateleiras das unidades de saúde durante um período de tempo. O medicamento deve ser utilizável, ou seja, não estar fora do prazo de validade. Esta ausência é determinada com base nos registos de existências dos medicamentos em questão. 1,23

12. Existências disponíveis: são as existências de produtos que podem ser utilizados sem perigo para a saúde.

13. Depreciação: é o reconhecimento contabilístico anual da perda de valor dos activos de uma empresa devido ao desgaste, ao tempo ou à obsolescência. As amortizações repartem o custo de um ativo fixo pela sua vida útil.

14. Dotação para provisões: trata-se de uma rubrica incluída no passivo de uma empresa. Representa uma despesa registada no exercício em curso, mas cuja data de vencimento e/ou montante não são ainda conhecidos. A sua inclusão no balanço de uma empresa permite-lhe elaborar documentos contabilísticos o mais exactos possível. Existem geralmente dois tipos de provisões. As provisões para riscos e encargos resultam de obrigações certas (para os encargos) ou prováveis (para os riscos) para com terceiros. Correspondem a saídas de recursos para as quais nem o montante nem a data de vencimento foram ainda fixados. As provisões regulamentadas, por seu lado, são de carácter fiscal e referem-se principalmente a provisões para aumentos de preços e provisões para investimentos.

$$P = \text{rovisão} \frac{valeur\ d\ acquisition\ x\ 20}{100}$$

II.2.5. Procedimento de recolha de dados

Os dados foram recolhidos através de quatro técnicas: análise de documentos, observação, entrevistas e questionários. O questionário foi previamente testado:

- ✓ Observação com grelha: foi efectuada no dispensário farmacêutico para verificar a conformidade com as normas de armazenamento e a lista de medicamentos essenciais afixada, bem como a organização e conservação dos medicamentos e do material de consumo médico.
- ✓ Entrevistas semi-estruturadas: foram utilizadas entrevistas semi-estruturadas para identificar e descrever o circuito dos medicamentos e dos consumíveis médicos. Foram efectuadas com base num guião de entrevista individual com os responsáveis das farmácias.
- ✓ Os questionários foram distribuídos a agentes responsáveis ou diretores de departamentos ou envolvidos na gestão de medicamentos e consumíveis médicos nas farmácias farmacêuticas.
- ✓ Pré-inquérito: permitiu-nos identificar os problemas de gestão e selecionar as farmácias junto das quais recolhemos as informações necessárias.

Em suma, o estudo consistiu em :

- ✓ Análise do sistema de gestão dos medicamentos e consumíveis médicos nos dispensários farmacêuticos da zona sanitária de Ibanda;

- ✓ Disponibilidade de medicamentos e consumíveis médicos nas farmácias;
- ✓ Calcular e analisar um certo número de dados e indicadores-chave de gestão: necessidades de medicamentos e taxa d e amortização dos materiais de consumo;
- ✓ Descrição do circuito real e atual dos medicamentos e consumíveis médicos nas farmácias farmacêuticas e dos factores que afectam a sua disponibilidade;
- ✓ Consulta dos instrumentos de gestão: guias de remessa, registos de existências, relatórios de receção, notas de encomenda e inventário, registos de depreciação, etc;
- ✓ Assegurar que os instrumentos de gestão estão disponíveis e são utilizados corretamente.

II.2.6. Plano de tratamento e análise de dados

Para analisar os dados, utilizámos as ferramentas indicadas no quadro seguinte, em função da componente a analisar:

Análise de dados quantitativos	Análise de dados qualitativos
Utilizámos o Word 2010 e o Epi info para : Introdução de dados ; Descrever em termos percentuais por Epi	Análise descritiva e comparativa O processo de gestão de medicamentos e consumíveis médicos Transcrição de entrevistas semi-estruturadas ;
cálculos de info, CMM, MAD, DL, stock de alerta, etc., utilizando fórmulas pré-estabelecidas.	Codificação do corpus e definição de temas e subtemas; Análise vertical por entrevista seguida de uma análise transversal ; Análise aprofundada e interpretação de temas; gestão de medicamentos e de consumíveis médicos: seleção, receção, armazenamento, gestão de stocks, distribuição e utilização.

A triangulação dos dados permitiu obter resultados mais fiáveis e contribuiu para melhorar a gestão das existências de medicamentos e de consumíveis médicos.

II.2.7. Resultados subsequentes

Em termos práticos, os resultados obtidos neste estudo podem ser utilizados pelos decisores públicos, gestores e dirigentes hospitalares para ultrapassar os desafios associados à gestão de medicamentos e consumíveis médicos.

Estes mesmos resultados podem ser utilizados como referência na elaboração de planos de ação para melhorar os processos actuais. Apresentam um levantamento pormenorizado dos diferentes processos relacionados com a gestão de medicamentos e consumíveis médicos nas farmácias farmacêuticas.

II.2.8. Limites e dificuldades encontradas

Este estudo centrou-se na análise da gestão dos medicamentos e dos consumíveis médicos e deparou-se com dificuldades como

- ✓ Tempo de pesquisa reduzido ao mínimo;
- ✓ Dúvidas e, por vezes, falta de empenhamento por parte de alguns gestores em fornecer-nos todas as informações sobre a gestão dos medicamentos à nossa disposição;
- ✓ A falta de recursos financeiros de que dispúnhamos para realizar este trabalho. Para ultrapassar estas dificuldades, aproveitámos os recursos disponíveis e o tempo que nos foi disponibilizado para a recolha de dados, e fomos transparentes com os inquiridos, a fim de evitar quaisquer dúvidas.

Capítulo três: RESULTADOS

3.1. CARACTERÍSTICAS SÓCIO-DEMOGRÁFICAS

Quadro 1: Caraterísticas sócio-demográficas

Caraterísticas sócio-demográficas	Força de trabalho (n=313)	%	Mediana (Mín-Máx)
Género			
Feminino	162	51,8	
Masculino	151	48,2	
Idade			
19 a 24 anos	57	18,2	27 anos de idade (19-53 anos)
25 a 49 anos	254	81,2	
50 anos ou mais	2	0,6	
Estado civil			
Divorciado	1	0,3	
Viúva	4	1,3	
Casado	146	46,6	
Individual	162	51,8	
Nível de estudos			
Sem	1	0,3	
Primário	3	1	
Secundário	67	21,4	
Universidade	242	77,3	
Religião			
Outros a especificar	5	1,6	
Testemunhas de Jeová	5	1,6	
Mulher muçulmana	5	1,6	
Kimbanguista	9	2,9	
Protestante	144	46	
Católico	145	46,3	
Outra religião (n=5)			
brâmane	4	80	
Neon apostólico	1	20	

Esta tabela mostra que a maioria dos inquiridos são mulheres e, durante o inquérito, verificámos que as mulheres têm maior probabilidade de trabalhar em farmácias. A maioria tem entre 25 e 49 anos e a idade média é de 27 anos. A maioria tem um diploma universitário e apenas um inquirido afirmou não ter estudado, apesar de trabalhar como farmacêutico.

3.2. PERFIS DOS DELEGADOS DE FARMÁCIA

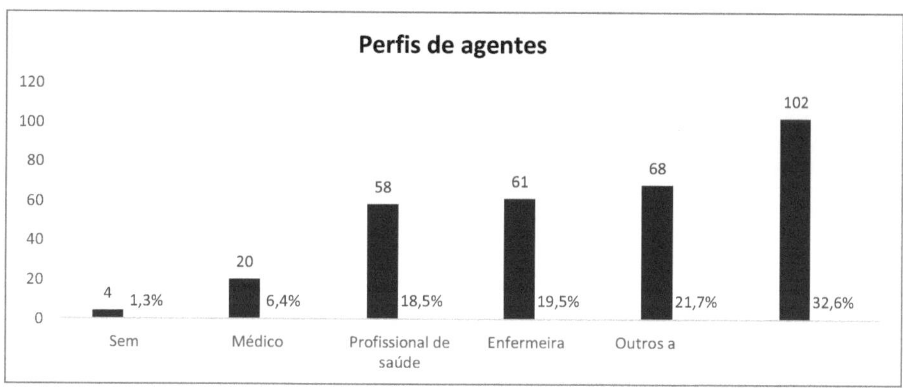

Figura 1: Perfil do empregado de farmácia

Este número mostra que a maior parte dos farmacêuticos tem um bom perfil devido à sua formação no domínio da saúde, sendo baixa a percentagem dos que estudaram ciências farmacêuticas.

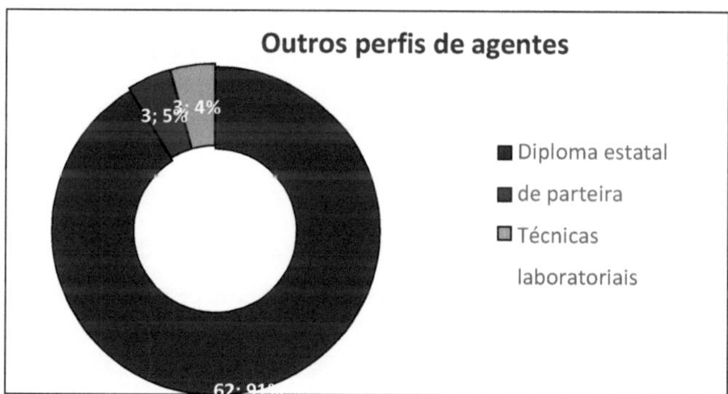

Figura 2: Outros perfis do pessoal de farmácia

Alguns farmacêuticos actuam de forma discreta e não têm qualquer conhecimento ou compreensão da farmácia. Este facto demonstra que a qualidade do serviço prestado por estas pessoas deixa muito a desejar.

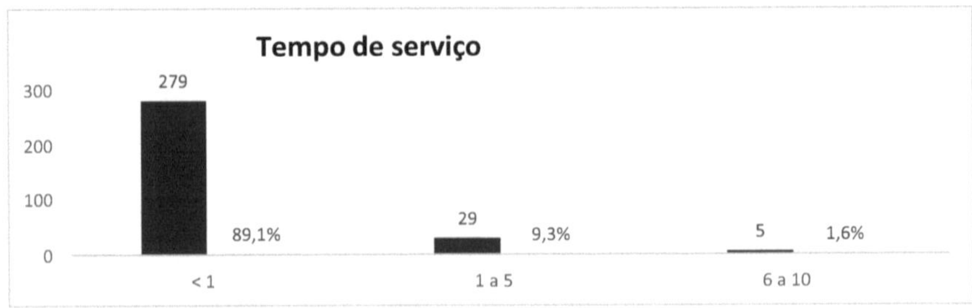

A maioria dos nossos inquiridos era farmacêutica há menos de um ano, com uma mediana de 7 meses e um máximo de 10 anos.

3.3. DOCUMENTO OPERACIONAL PARA A PRESTAÇÃO DE SERVIÇOS

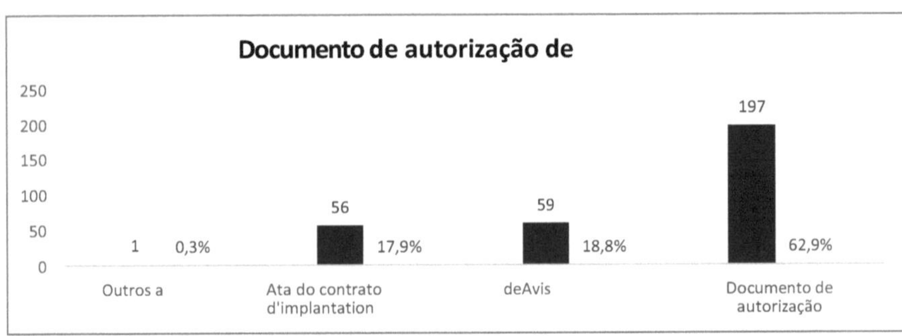

Figura 3: Documentos operacionais para a prestação de cuidados

O documento de que a maior parte dos farmacêuticos dispõe é a autorização de abertura, e verifica-se que as farmácias não dispõem de todos os documentos necessários para serem viáveis.

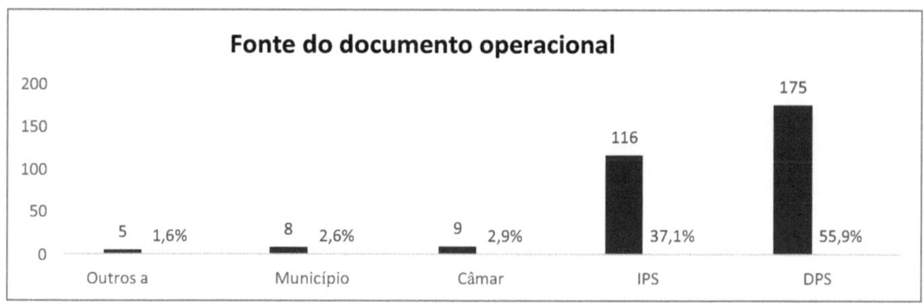

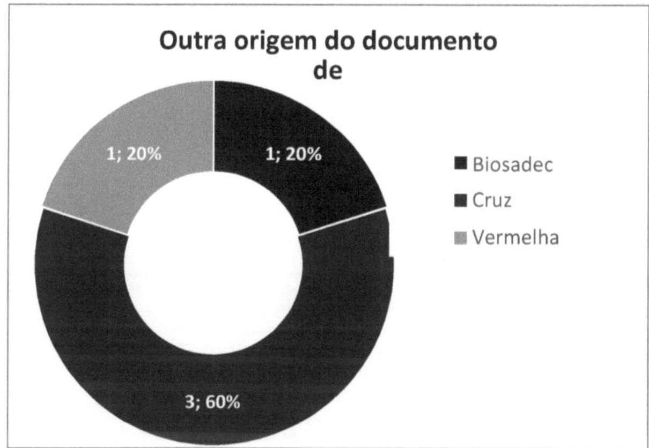

Figura 4: Origem dos documentos operacionais para a oferta de serviços

A maior parte das farmácias obtém a sua autorização de funcionamento junto da DPS e outras junto do IPS. Embora uma boa parte das pessoas recorra aos serviços autorizados, há ainda um número equivalente de pessoas que trabalham no sector informal, o que afecta a qualidade do serviço prestado por estes últimos.

3.4. FONTES DE ABASTECIMENTO DE MEDICAMENTOS E CONSUMÍVEIS MÉDICOS

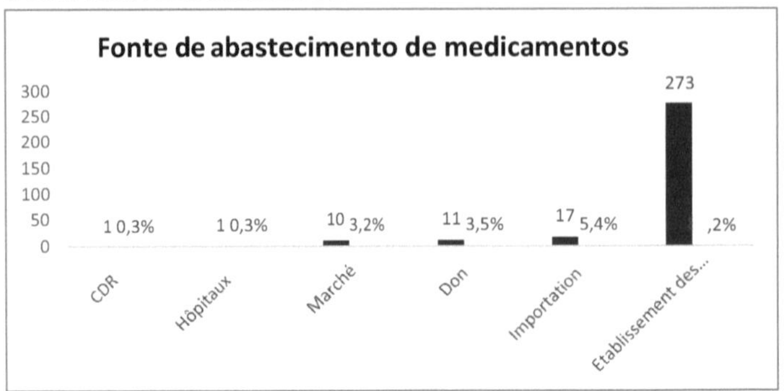

Figura 5: Fonte de abastecimento de medicamentos e consumíveis médicos

A fonte de abastecimento de medicamentos e de consumíveis médicos são os grossistas farmacêuticos, segundo a maioria das farmácias inquiridas.

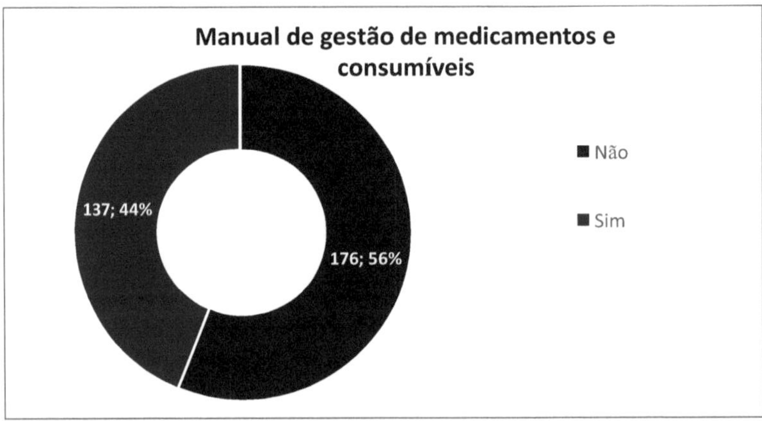

Figura 6: ***Manual de gestão de medicamentos e consumíveis***

A maioria dos farmacêuticos não dispõe de um manual de gestão de medicamentos e consumíveis.

Capítulo Quatro: DISCUSSÃO

Os resultados do nosso estudo distinguem-se dos outros na medida em que analisámos a gestão dos medicamentos e dos consumíveis médicos nos dispensários farmacêuticos abertos ao público na zona sanitária de Ibanda, de onde emergiram os seguintes resultados. O nosso estudo de 313 prestadores de serviços nos dispensários farmacêuticos mostrou que :

- As nossas caraterísticas sócio-demográficas:

Verificou-se que as mulheres têm mais probabilidades do que os homens de trabalhar em farmácias abertas ao público na zona sanitária de Ibanda, o que pode ser explicado pelo facto de os homens serem mais versáteis nas suas actividades e trabalharem em diferentes profissões do que as mulheres, que permanecem mais normais e sedentárias.

A faixa etária dos 25 aos 49 anos continua a ser maioritária nos dispensários farmacêuticos abertos ao público na zona sanitária de Ibanda, sendo a idade média de 27 anos. Sabemos que a maior parte deles tem mais do que o ensino secundário, mas pelo menos o nível universitário, e está pronta para passar para actividades profissionais, enquanto outros têm a experiência ou a capacidade de entrar no serviço farmacêutico ainda na universidade ou depois de terminarem os estudos.

Os prestadores de serviços de nível universitário são os mais abundantes e constituem a maioria máxima dos prestadores de serviços nos dispensários farmacêuticos abertos ao público na zona sanitária de Ibanda, seguidos de prestadores com estudos de nível secundário e, em menor número, de um prestador de serviços farmacêuticos sem qualquer nível de estudos mas que se esforça nesta profissão.

Constatou-se que os prestadores de serviços dos dispensários farmacêuticos abertos ao público na zona sanitária de Ibanda são os mais solteiros e a maior parte deles são ainda muito jovens, mas as pessoas casadas também apresentam um mínimo considerável de prestadores de serviços nos dispensários farmacêuticos abertos ao público; assim, os cristãos católicos e protestantes são dominados pelo número máximo de prestadores de serviços nos dispensários farmacêuticos abertos ao público na zona sanitária de Ibanda do que as outras religiões combinadas.

- Perfil:

No entanto, alguns prestadores de serviços farmacêuticos abertos ao público na zona sanitária de Ibanda operam com um perfil baixo e não têm qualquer conhecimento ou compreensão da farmácia, o que prova que a qualidade do serviço oferecido por estes prestadores continua a ser desejada.

Em termos de tempo de abertura das farmácias ao público na zona sanitária de Ibanda, a maioria dos nossos inquiridos exerce a sua profissão há pelo menos um ano, com u m a mediana de 7 meses, um mínimo de um mês e um máximo de dez anos.

- Documentos operacionais para a prestação de serviços farmacêuticos:

A maioria das farmácias abertas ao público na zona sanitária de Ibanda tem um documento que as autoriza a abrir, mas nem todas as farmácias têm todos os documentos necessários para serem totalmente viáveis. A maioria das farmácias abertas ao público obtém a sua autorização de funcionamento da Direção Provincial de Saúde (DPS) e o menor número da Inspeção Provincial de Saúde, mas há também algumas que obtêm a sua autorização de outras instituições do Estado não ligadas à saúde e instituições de saúde com cobertura insuficiente; embora haja uma boa percentagem de pessoas que dependem de serviços qualificados, há também outras que trabalham informalmente, o que afecta a qualidade do serviço prestado pelos fornecedores nas farmácias abertas ao público.

- A fonte de abastecimento de medicamentos e consumíveis médicos;

Os medicamentos e consumíveis médicos para as farmácias abertas ao público na zona sanitária de Ibanda são adquiridos a grossistas farmacêuticos, vulgarmente conhecidos como depósitos farmacêuticos, enquanto um pequeno número de farmácias que operam na zona sanitária de Ibanda são adquiridos noutros locais. A maioria dos prestadores de serviços não possui um manual de gestão de medicamentos e consumíveis médicos, embora seja muito útil para garantir que o dispensário farmacêutico esteja corretamente organizado e que os medicamentos e consumíveis médicos sejam colocados de acordo com as normas necessárias.

Assim, a maior parte dos prestadores de serviços nos dispensários farmacêuticos abertos ao público na zona sanitária de Ibanda entregam medicamentos e consumíveis médicos por explicação do cliente durante o teste ou a consulta, são aqueles que orientam um prestador de serviços a entregar a um paciente o artigo farmacêutico digno e preciso enquanto um paciente pode ou não exprimir-se bem ou explicar os efeitos que sente. Por conseguinte, é baixa a percentagem de prestadores de serviços farmacêuticos que entregam medicamentos e consumíveis médicos mediante prescrição médica ou encomenda médica; é também baixa a percentagem de prestadores de serviços farmacêuticos que entregam artigos farmacêuticos após a realização de testes ou consultas, o que é o caso dos prestadores na qualidade de enfermeiro ou médico.

Tendo em conta o que precede, a gestão dos medicamentos e dos consumíveis médicos não é efectuada de forma eficaz e em conformidade com as regras na zona sanitária de Ibanda, nos dispensários farmacêuticos abertos ao público.

Vários estudos têm analisado a gestão dos medicamentos e do material médico, cujas causas são diversas. Os problemas de gestão dos medicamentos e do material médico passam pela formação e informação do prestador, pela viabilidade do dispensário e pela manutenção de apoios que permitam a gestão e o apetrechamento dos medicamentos e do material médico para uma melhor e mais adequada prestação de cuidados de saúde.

Boudjemai Thaysut, da Universidade de Mouloud Nammeri em Tizi-Ouzou, Argélia, que trabalhou na gestão de medicamentos em hospitais em 2016-2017, comparou o nosso estudo e os nossos resultados para mostrar que a falta de formação sobre a gestão de medicamentos é um dos pontos que precisa de ser melhorado para garantir uma melhor disponibilidade de medicamentos e cobrir melhor as necessidades dos doentes.

O segundo é o trabalho realizado por Kwete Mianga sobre o estudo da gestão e fornecimento de medicamentos essenciais realizado em 2019 no Institut Supérieur de Techniques Médicales, que, à semelhança dos nossos resultados, mostrou que o fornecimento de medicamentos essenciais no HGR de Njili não é feito corretamente, Em segundo lugar, as normas de gestão dos medicamentos essenciais no HGR de Njili não são respeitadas, devido ao facto de o hospital não se abastecer no CDR ou no BCZS, mas sim em depósitos privados.

O terceiro caso, que é semelhante ao nosso resultado, é o de Yohane Kabwende, cujo trabalho em Kadutu mostrou que a maioria dos agregados familiares compra medicamentos sem receita médica, embora a maioria dos gestores tenha um bom comportamento, ou seja, compra medicamentos na farmácia (86,6%).

O quarto caso é o de Bnejilali M na escola nacional de saúde pública em administração de saúde, o estudo realizado de 2012 - 2014 sobre a análise da gestão de medicamentos e dispositivos médicos ao nível da farmácia hospitalar caso de (HP de FES alphasani), mostrou em comparação com os nossos resultados que na ausência de dados sobre o consumo e rastreabilidade dos produtos administrados, a quantificação das necessidades é feita ao nível dos serviços de forma estimada e sem base de cálculo. Na ausência de uma aplicação informática para a gestão dos produtos farmacêuticos, o consumo médio e o stock de segurança não são determinados.

CONCLUSÃO GERAL

Com o objetivo de contribuir para a melhoria da gestão dos medicamentos e dos consumíveis médicos nas farmácias abertas ao público da zona sanitária de Ibanda, descrevemos e analisámos a gestão dos produtos e consumíveis médicos nas farmácias abertas ao público para nos permitir confirmar ou refutar as nossas hipóteses.

Tendo em conta os resultados, podemos confirmar com segurança que :

Os dispensários farmacêuticos não possuem todos os documentos necessários para a aprovação do funcionamento de um serviço farmacêutico, dada a ausência de todos os documentos exigidos para a abertura formal dos dispensários farmacêuticos (Figura 3), mas também porque ainda existem muitas pessoas a trabalhar no sector informal, o que afecta a qualidade do serviço prestado por estes últimos.

èmeA nossa hipótese 2 é confirmada, segundo a qual existe um número reduzido de pessoas que estudaram ciências farmacêuticas e que, no entanto, são consideradas especialistas e pessoas perfeitamente aptas a exercer a arte da farmácia (Figuras 1 e 2). Alguns prestadores de serviços farmacêuticos exercem esta profissão com um perfil baixo e sem competências. Este facto prova que a qualidade do serviço oferecido por estes prestadores deixa muito a desejar.

èmeO pressuposto de que os grossistas são a fonte de abastecimento de medicamentos e consumíveis médicos é completamente confirmado pelo facto de todas as farmácias se abastecerem junto dos grossistas (Figura 5).

De acordo com os resultados do inquérito efectuado junto de uma amostra de 313 prestadores de serviços farmacêuticos na zona sanitária de Ibanda, a gestão dos medicamentos e dos consumíveis médicos não está bem assegurada. Um dos objectivos da conferência AL MAHATA de 1978 era garantir que toda a população tivesse acesso a cuidados de saúde de qualidade ao menor custo possível.

Apesar de todos os esforços desenvolvidos pelos departamentos ministeriais e pela Inspeção Provincial da Saúde, através do seu serviço de farmácia, para tornar credíveis e viáveis as farmácias abertas ao público, há ainda muito a fazer para melhorar a gestão dos medicamentos e dos consumíveis médicos.

Por conseguinte, temos de dar seguimento às nossas recomendações pormenorizadas, insistindo simultaneamente na formação e na viabilidade das farmácias abertas ao público.

A otimização dos processos é uma ferramenta importante, tal como a formação dos fornecedores em gestão de medicamentos e prescrição racional de medicamentos.

É também de salientar que os medicamentos dispersos em frascos e à mercê da população armazenados em condições incompatíveis com a sua conservação, a automedicação inadequada de antibacterianos amplamente praticada pelos doentes, os produtos de qualidade inferior, contrafeitos ou de baixa qualidade manipulados por pessoal 97% incapaz de avaliar a qualidade, a segurança e a eficácia dos medicamentos são factores-chave do aumento das taxas de morbilidade e de mortalidade. Por conseguinte, os estabelecimentos que oferecem serviços farmacêuticos de qualidade inferior e duvidosa constituem um perigo para o aparecimento de resistências antibacterianas. Além disso, entre 20% e 50% dos antibióticos são utilizados na agricultura e não nos seres humanos, e 40% a 80% dos antimicrobianos para uso veterinário são de valor duvidoso. Além disso, o acesso limitado aos cuidados de saúde, a falta de regulamentação da disponibilidade de antimicrobianos, os produtos de contrafação ou de qualidade inferior, as más condições de armazenamento e o controlo inadequado das infecções nas instalações de cuidados de saúde são factores do sistema de cuidados de saúde que contribuem para o aparecimento e a propagação da resistência.

I. RECOMENDAÇÕES E SUGESTÕES

No final do nosso estudo, apresentamos as seguintes sugestões para melhorar o sistema de gestão dos medicamentos e dos consumíveis médicos nas farmácias abertas ao público:

1. Aos pacientes ou clientes que recebem serviços em farmácias abertas ao público:

- Escolher farmácias fiáveis e viáveis para obter bons serviços
- Verificar a qualidade dos cuidados ou dos serviços prestados pelas farmácias antes de comprar medicamentos e consumíveis médicos.
- Controlo da dosagem e da prescrição dos medicamentos disponíveis nas farmácias.

1. AO GOVERNO DO DR CONGO

- Assegurar a construção e o estabelecimento de farmácias viáveis e fiáveis.
- Sensibilizar os prestadores de serviços nas farmácias para garantir que os doentes recebem prescrições médicas adequadas e corretas;
- Que os operadores económicos proprietários das farmácias contratem pessoal pré-qualificado, neste caso farmacêuticos, para a gestão relacional dos medicamentos;
- Recomendar aos prestadores de serviços a utilização da gestão e da organização manual dos medicamentos e do material de consumo médico aquando da criação ou da abertura de uma farmácia.

2. AOS PROPRIETÁRIOS DE FARMÁCIAS

- Antes de criar ou abrir uma farmácia aberta ao público, é essencial dispor dos documentos necessários para garantir a viabilidade e a fiabilidade da estrutura e prestar um bom serviço.
- Dispor de um manual de organização e gestão de medicamentos e consumíveis médicos;
- Orientar as prescrições em função dos problemas de saúde apresentados pelos pacientes;
- Receber sistematicamente uma reciclagem em farmácia, a fim de assegurar a correta prestação de serviços pelos agentes farmacêuticos;
- Abastecer-se de medicamentos e de consumíveis médicos junto de grossistas certificados fiáveis e viáveis;
- Usar sempre uma bata;
- A utilização de todos os materiais e documentação essenciais para a gestão correta dos medicamentos;

BIBLIOGRAFIA

1. Aida S., Artigos sobre a escassez de medicamentos na União Europeia: Causas e soluções, 2020, P.2-3;
2. Albert T., Problématique de la prise en charge des médicaments essentiels de la liste officielle du Mali par les établissements d'importation et de vente en Gros des produits pharmaceutiques, 2021, P.11 ;
3. Alexandre B., la gestion des stocks des médicaux au sein des pharmacies hospitalières, Analyse des difficultés rencontrées au sein d'hôpitaux généraux en Wallonie, 2022, P.8-20
4. Annie H. e Marie A., Manuel de gestion de la pharmacie dans les centres de santé au niveau périphériques 2016 , P.3-15;
5. Antoine M., la gestion des médicaments et matériels médicaux dans le milieu hospitaliers, 2019, P.10-21;
6. Artigo sobre medicamentos essenciais, 2020, P. 20;
7. Boudjemai T., la gestion des médicaments en milieu hospitalier, cas du Chu de Tizi-Ouzou, 2017,P.13-24 ;
8. Dr. Ernold J., As grandes epidemias mortais, 2023, p. 27 ;
9. Dr. Peyrand, L'accessibilité des soins de santé en RDC, 2020, P.2;
10. Fidèle M., La circulation des médicaments dans la sphère de la santé, 2020, P.3-6;
11. Fredéric D., le marché des médicaments, un défi de la couverture universelle de santé, 2022, P.10 ;
12. Grawitz, Méthode des sciences sociales, ed. DALLOZ, PUF, Paris 1982, P.15-20 ;
13. Isabelle G., Redes de farmácias nos Estados Unidos, 2018, P.12 ;
14. Kikuni S., Gestion des médicaments et matériels médicaux dans la zone de santé des Bagira/Kasha. Cas de HGR de Bagira, 2015 , P.2-6 ;
15. Kwete M., Gestion et approvisionnement en médicament essentiel, 2029, P.39-43 ;
16. La Rousse, 2019;
17. M. Benjilali, l'analyse de la gestion de médicaments et dispositifs médicaux au niveau de la pharmacie hospitalière ces du Chp de Fes (Algha isani), 2021, P.35- 49;
18. Manya K., L'utilisation des soins de santé de base facteurs favorisant la qualité de santé, 2023, P.2-5;
19. Marie-Christine B. e Alain A., Rapport de l'académie nationale de pharmacie sur l'industrialisation des médicaments, 2018, P.2-7 ;

20. Marie-Parile K., Setor privado e indústria farmacêutica em África, 2018, P.4 ;
21. Médicos sem Fronteiras, organização e gestão de uma farmácia, 2017, P.2-16;
22. Módulo de formação sobre a gestão dos medicamentos, Min. Santé 4, 2016, P. 24;
23. Módulo de formação em gestão da SSP na ECZ P.6, 2022, P. 6;
24. Module on Introduction to medical equipment management, série técnica da OMS sobre dispositivos médicos, P.4, 2015;
25. Módulo tout savoir sur l'officine de pharmacie, 2018, P.1-10;
26. NICOLE S., abordar a escassez de médicos, abril de 2020, P.12 ;
27. S. Zambara, relatório da OMS sobre o acesso a medicamentos essenciais, 2014, p. 13 ;
28. S. Zambara, Relatório sobre a Saúde Mundial da OMS 2010, p. 7 ;
29. Tedros A., Medicamentos Essenciais da OMS, 2018, p.14-15 ;
30. Thomas et All, Production et accessibilité des médicaments en Afrique le secteur privé en principe actif, 2019, P. 4-12 ;
31. Tim E. e Wim Van L., Relatório sobre a Saúde no Mundo, 2018, p.17 ;
32. Yohane K., L'approvisionnement des médicaments dans les ménages de la zone de santé de Kadutu 2015, P.7-15;
33. Zaina J., Counterfeit medicines kill 270,000 people per year in the Sahel, 2023, P.1-5 ;

APÊNDICE

QUESTIONÁRIO DO INQUÉRITO

Somos um investigador. Estamos a realizar um inquérito sobre "*A gestão dos medicamentos e dos consumíveis médicos nos dispensários farmacêuticos abertos ao público na Zona Sanitária de Ibanda*". Obrigado por concordar em contribuir para este inquérito respondendo às perguntas abaixo.

I. CARACTERÍSTICAS SÓCIO-DEMOGRÁFICAS

1. Sexo: a) Mb) F
2. Faixa etária: a) 18-22 anos b) 23-28 anos c) 29-34 anos d) 40 anos ou mais
3. Estado civil: a) Solteiro b) Casado c) Viúvo e) Divorciado
4. Nível de ensino: a) sem instrução b) ensino primário c) ensino secundário d) ensino universitário
5. Religião: a) Católica b) Protestante c) Muçulmana d) Kimbanguista e) Testemunha de Jeová f) Outra a especificar..
6. Perfil: a) Farmacêutico b) Enfermeiro c) Profissional de saúde d) Médico e) Sem
   f) Outros a especificar: ....

II. QUESTÕES POR SI SÓ

7. Há quanto tempo é que a farmácia está em funcionamento?
   a) 0 - 1 ano b) 2 - 5 anos c) 6- 10 anos d) > 10 anos

8. De que documentos operacionais dispõe?

a) Anúncio d e estabelecimento b) Ata do contrato de instalações c) D o c u m e n t o de autorização de abertura

d) sem

9. Qual é a origem do seu documento operacional?

a) IPS b) DPS c) comuna d) câmara municipal e) outro...

10. Qual é a sua fonte de medicamentos?

a) CDR b) Hospitais c) Grossistas d) Donativos e) Importações

11. Dispõe de um manual de gestão de medicamentos e consumíveis?

a) Sim b) Não

12. Como é que se entregam os medicamentos e os consumíveis médicos?

a) Por prescrição médica b) por explicação do cliente c) após teste ou consulta

Muito obrigado!

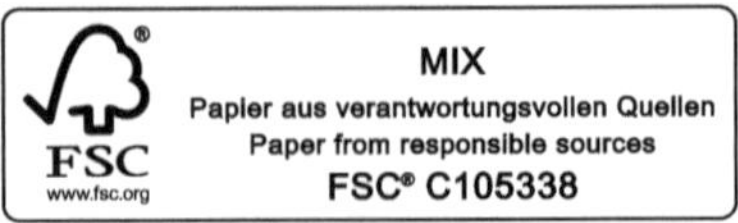

Printed by Books on Demand GmbH, Norderstedt / Germany